María Rodríguez Ortega

Indicadores de calidad en Unidades de Cirugía Mayor Ambulatoria

María Rodríguez Ortega

Indicadores de calidad en Unidades de Cirugía Mayor Ambulatoria

Análisis comparativo

PUBLICIA

Impressum / Aviso legal
Bibliografische Information der Deutschen Nationalbibliothek: Die Deutsche Nationalbibliothek verzeichnet diese Publikation in der Deutschen Nationalbibliografie; detaillierte bibliografische Daten sind im Internet über http://dnb.d-nb.de abrufbar.

Información bibliográfica de la Deutsche Nationalbibliothek: La Deutsche Nationalbibliothek clasifica esta publicación en la Deutsche Nationalbibliografie; los datos bibliográficos detallados están disponibles en internet en http://dnb.d-nb.de.

Coverbild / Imagen de portada: www.ingimage.com

Verlag / Editorial:
PUBLICIA
ist ein Imprint der / es una marca de
ICS Morebooks! Marketing SRL
4, Industriala street, 3100 Balti, Republic of Moldova
Email / Correo Electrónico: info@omniscriptum.com

Herstellung: siehe letzte Seite /
Publicado en: consulte la última página
ISBN: 978-3-8416-8379-3

Zugl. / Aprobado por: Madrid, Universidad Complutense de MAdrid, Tesis Doctoral, 2016

UNIVERSIDAD COMPLUTENSE DE MADRID

FACULTAD DE MEDICINA
Departamento de Cirugía

ANÁLISIS DE LA EVOLUCIÓN DE LOS INDICADORES DE CALIDAD ASISTENCIAL EN UNA UNIDAD DE CIRUGÍA MAYOR AMBULATORIA DE CIRUGÍA GENERAL

MARÍA RODRÍGUEZ ORTEGA

UNIVERSIDAD COMPLUTENSE DE MADRID

FACULTAD DE MEDICINA
Departamento de Cirugía

ANÁLISIS DE LA EVOLUCIÓN DE LOS INDICADORES DE CALIDAD ASISTENCIAL EN UNA UNIDAD DE CIRUGÍA MAYOR AMBULATORIA DE CIRUGÍA GENERAL

MARÍA RODRÍGUEZ ORTEGA

ABREVIATURAS Y ACRÓNIMOS

ACHS: Consejo Australiano de Estándares de Salud

ASECMA: Asociación Española de Cirugía Mayor Ambulatoria

CDM: Categoría Diagnóstica Mayor

CI: Índice de Cancelaciones

CIE: Clasificación Internacional de Enfermedades

CGD: Cirugía General y Digestivo

CMA: Cirugía Mayor Ambulatoria

CMBD: Conjunto Mínimo Básico de Datos

CMBD-AAE: CMBD de Atención Ambulatoria Especializada

CP: Cancelación/Suspensión de Procedimientos

DP: Diferencia de Proporciones

EM: Estancia Media

GRD: Grupos Relacionados por el Diagnóstico

HUSC: Hospital Universitario Santa Cristina

IA: Índice de Ambulatorización

IAAS: International Association for Ambulatory Surgery

IC: Indicador Clave

IS: Índice de Sustitución

MSC: Ministerio de Sanidad y Consumo

MSSSI: Ministerio de Sanidad, Servicios Sociales e Igualdad

RP: Razón de Proporciones

SNS: Sistema Nacional de Salud

UCMA: Unidad de Cirugía Mayor Ambulatoria

A mis padres y a mi hermano.

A Paz, David, María y Manuel.

A Enrique.

AGRADECIMIENTOS

Gracias, muy especialmente al Dr. José Luis Porrero, Jefe del Servicio de Cirugía General del Hospital Universitario Santa Cristina, por su gran ayuda, orientación y entusiasmo en la dirección de esta tesis así como por darme la oportunidad de elaborarla.

Gracias al Dr. Jesús Aranaz, Jefe de Servicio de Medicina Preventiva y Salud Pública Hospital Universitario Ramón y Cajal, por su ayuda y colaboración desinteresada en el análisis, elaboración y enriquecimiento de este trabajo.

Gracias al Dr. Manuel Giner por su colaboración en la elaboración y tramitación de esta tesis.

Gracias al Dr. Javier García Septiem, por mediar el encuentro que favoreció la conclusión de este trabajo.

Gracias al personal del Servicio de Cirugía General del Hospital Universitario Santa Cristina por un trabajo excelente en el cuidado de pacientes de CMA, y en especial a Isabel Hinojosa, por su comprensiva disposición.

Gracias al Dr. Pablo Lázaro por su especial motivación e ilusión por la investigación traducida en la facilitación de la elaboración de este trabajo.

Gracias a mi familia, el motor de mi vida. A mis padres por inculcarme el espíritu de superación, a mi hermano, mis cuñados y mis suegros por su colaboración en la organización familiar y sobre todo a mis hijos que han soportado la ausencia de mamá con todo el cariño y comprensión.

Un especial gracias a mi marido. Esta tesis es un fruto más de nuestro caminar unidos y de nuestra gran proyección de futuro juntos.

ÍNDICE

ÍNDICE DE TABLAS

ÍNDICE DE GRÁFICOS

RESUMEN ESTRUCTURADO

RESUMEN ESTRUCTURADO

Introducción

La monitorización y evaluación mediante indicadores de calidad debe formar parte de la gestión clínica de las Unidades de Cirugía Mayor Ambulatoria (UCMA). Los profesionales sanitarios adquieren un papel relevante en la gestión, ya que su actividad asistencial y el modo en que la organizan contribuyen a la calidad en sus niveles de estructura, proceso y resultado. Por esta razón, deben establecerse métodos de análisis y estándares comparativos sencillos que permitan a los clínicos participar y contribuir a la optimización del sistema.

Justificación. Hipótesis. Objetivos

Existen dificultades y lagunas de conocimiento, al menos para los clínicos, en la aplicación práctica y en el análisis de indicadores de calidad en la cirugía mayor ambulatoria (CMA), entre ellos, la falta de unificación de criterios de medición y a referentes comparativos que permitan evaluar los resultados y determinar oportunidades de mejora.

Hipótesis conceptual: La CMA en el Servicio de Cirugía General y Digestivo (CGD) del Hospital Universitario Santa Cristina (HUSC) es una actividad quirúrgica bien desarrollada considerando el contexto español.

Hipótesis operacional principal: La CMA en el Servicio de CGD del HUSC está más desarrollada que en el promedio de los hospitales españoles, según el indicador Índice de Ambulatorización (IA).

Hipótesis operacionales secundarias: Los porcentajes de cirugía ambulatoria correspondientes a los indicadores clave (IC) del Sistema Nacional de Salud (SNS) de hernia y hemorroidectomía son mejores en el Servicio de CGD del HUSC que en el SNS. Los indicadores de calidad de CMA en el Servicio de CGD del HUSC respecto a cancelación de procedimientos (CP) son similares a indicadores de hospitales de Australia y Nueva Zelanda.

Objetivo 1: Describir la tendencia temporal del IA en el Servicio de CGD del HUSC y compararla con el IC "ambulatorización" del SNS y de la Comunidad de Madrid.

Objetivo 2: Evaluar la tendencia evolutiva del Índice de Sustitución (IS) en los procesos candidatos a cirugía ambulatoria en el Servicio de CGD del HUSC en comparación con los IC del SNS (hernia, hemorroidectomía).

Objetivo 3: Analizar el indicador Cancelación de Procedimientos (CP) en CMA del Servicio de CGD del HUSC en los años 2013 y 2014 y describir el motivo de la cancelación. Compararlo con los indicadores clínicos del Consejo Australiano de Estándares de Salud (ACHS).

Material y Métodos

Diseño: estudio descriptivo observacional y comparativo de indicadores del Servicio de CGD del HUSC, con respecto a indicadores del SNS, de la Comunidad de Madrid y del ACHS.

Fuentes de información: memoria del Servicio de CGD del HUSC, informaciones oficiales publicadas del SNS y de la Comunidad de Madrid, e indicadores clínicos del ACHS, que publica sus informes anualmente.

Análisis estadístico: todas las variables comparadas son proporciones, por lo que en el análisis estadístico para el contraste de hipótesis, se ha utilizado el método del Chi cuadrado ($\chi 2$) para comparación de proporciones de muestras independientes. La significación estadística se ha establecido para contraste a dos colas (α=0,05; β=0,2).

Resultados

Se analizan las 16.993 altas de CMA del Servicio de CGD del HUSC de los últimos nueve años (2006-2014). Existe un incremento de la actividad en CMA del 61,4%. El IA anual medio en el periodo analizado fue 54%, con variaciones a lo largo de los años: el IA en 2007 disminuyó un 11,80% con respecto a 2006, en 2008 aumentó un 6,23% con respecto a 2007, y en 2009 disminuyó un 5,84% con respecto a 2008. El IA del Servicio de CGD del HUSC ha sido superior ($p<0,0001$) al IA del SNS de 2006 a 2013 y superior ($p<0,0001$) al IA de la Comunidad de Madrid excepto en el año 2012.

El IS medio para los GRD 160 (hernia umbilical, epigástrica, de Spiegel y eventraciones) y GRD 162 (hernia inguinal y crural) fue 64,05% con tendencia estable, y 71,97% con leve tendencia decreciente, respectivamente. El IS del GRD 267 (escisión de quiste o sinus pilonidal), con una media anual del 95,87%, presenta tendencia creciente. El IS medio para el GRD 158 (hemorroides y fisura anal) es 30,1% con clara tendencia a decrecer. Respecto al IC 06-5780 (cirugía ambulatoria de la hernia), en el HUSC se obtienen resultados superiores al SNS y a la Comunidad de Madrid. En cuanto al IC 06-5840 (cirugía ambulatoria de la hemorroidectomía) el HUSC, con un IS promedio anual del 33,61%, tiene resultados claramente por debajo del índice nacional y de la Comunidad de Madrid. La colecistectomía no se realiza en el HUSC como procedimiento de CMA.

En el Servicio de CGD del HUSC, en los años 2013 y 2014 se cancelaron 107 procedimientos, lo que resulta en un índice de CP del 4,24%. De estas cancelaciones, el 83,18% se produjeron tras el ingreso, fundamentalmente por enfermedad aguda/intercurrente (69,16%), que se considera una causa inevitable. El CP es similar al Índice de Cancelaciones (CI) 2.1 (no comparecencia) y al CI 3.3 (causas organizativas y administrativas) y es significativamente superior al CI 3.2 (proceso agudo) y al CI 3.1 (enfermedad intercurrente), respecto a los hospitales de Australia y Nueva Zelanda incluidos en el informe del ACHS.

Discusión

Las características organizativas y funcionales del Servicio de CGD del HUSC contribuyen a tener IA altos. Se determina que el IS es un modo más objetivo para comparar la ambulatorización de hospitales. Sin embargo, se han encontrado algunas limitaciones en las comparaciones realizadas en este estudio.

Algunas limitaciones sesgan hacia una sobreestimación de algunos IC del SNS por la inclusión de cirugía menor. Otras limitaciones se deben a los diferentes criterios y definiciones utilizados en los registros publicados en España. Estas limitaciones, sugieren la necesidad de revisar las definiciones y la recogida de datos para hacer fáciles y fiables las comparaciones con IC.

A pesar de estas limitaciones, se puede afirmar que los indicadores relevantes de CMA del HUSC están por encima de la media nacional y de la Comunidad de Madrid, y en sintonía con los indicadores internacionales más referenciados.

Los hallazgos de este estudio sugieren que deben incrementarse los esfuerzos para mejorar el proceso de CMA en el Servicio de CGD del HUSC, por ejemplo con la ambulatorización de las colecistectomías y el incremento de sustitución en la hemorroidectomía. Las cancelaciones por enfermedad aguda/intercurrente se consideran inevitables y presentan poco margen de mejora.

Conclusiones

- La CMA en el HUSC está más desarrollada que en el promedio del SNS en relación al IA y al IS de la patología herniaria, y es comparable en a los referentes australianos en algunos aspectos de la CP, situándose como un referente nacional en el campo de la CMA.

- Existen oportunidades de mejora en la ambulatorización de las colecistectomías y en la cirugía de la hemorroidectomía en el HUSC.

- El análisis periódico y comparativo de indicadores de calidad contribuye a la detección de problemas y a la instauración de medidas concretas encaminadas a su resolución.

PALABRAS CLAVE: Cirugía ambulatoria. Control de calidad. Indicadores.

ABSTRACT

Background

To monitor and to evaluate health care quality indicators should be part of the clinical management of the Major Ambulatory Surgery Units (MASU). Health professionals have an important role in such management because their clinical practice and the way on how they organize it contribute to the quality of care at the structure, process and outcome levels. For this reason, feasible and not complicated analysis methods and comparative quality standards that allow clinicians to participate and to contribute to the optimization of the system should be established.

Justification. Hypotheses. Objectives

There are difficulties and lacks of knowledge, at least for clinicians, on the practical application and analysis of quality indicators in the field of major ambulatory surgery (MAS), including the lack of unified criteria and comparative references that allow to evaluate the outcomes and identify opportunities for improvement.

Conceptual hypothesis: The MAS at General Surgery Service of Santa Cristina University Hospital (SCUH) is a well-developed surgical activity considering the Spanish context.

Main operational hypothesis: The MAS in SCUHC is more developed than the average of Spanish hospitals, according to the ambulatory care index (AI) indicator.

Secondary operational hypotheses: The key indicators of the National Health System (NHS) outpatient hernia surgery and hemorrhoidectomy are better at the General

Surgery Service of SCUH than in the NHS. The quality indicators for MAS at the SCUH are similar to the same indicators of Australia and New Zealand hospitals.

Objective 1: To describe the temporal trend of the IA at the General Surgery Service of SCUH and compare it with the key "ambulatory surgery indicator" at the national and the Region of Madrid levels.

Objective 2: To assess the temporal trend of the Substitution Index (SI) at the General Surgery Service of SCUH, for surgical procedures in which the outpatient surgery is indicated and to compare the SCUH rates of ambulatory surgery with the same NHS rates for hernia, and hemorrhoidectomy.

Objective 3: To analyze the General Surgery Service of SCUH "cancellation procedures" indicator for MAS in 2013 and 2014 and to describe the reason for cancellation. To compare them with the same indicators published by the Australian Council of Healthcare Standards (AHCS).

Material and methods

Design: Observational, descriptive and comparative study of SCUH indicators with respect to NHS, Region of Madrid, and ACHS indicators.

Sources of information: General Surgery Service of SCUH reports, published NHS and Madrid official information, and clinical indicators of ACHS, institution that publishes annual reports.

Statistical analysis: All variables compared are proportions; consequently, the statistical analysis for hypothesis testing was based on the chi-square method ($\chi 2$) to compare proportions of independent samples. Statistical significance was established for two-tailed contrast ($\alpha = 0.05$; $\beta = 0.2$).

Results

The 16,993 MAS procedures performed by the General Surgery Service of SCUH during the last nine years (2006 – 2014) were analyzed. The MAS activity increased in 61,4%. The average annual AI in the analyzed period was 54%, with variations over the years: the AI in 2007 decreased by 11.80% compared to 2006, in 2008 increased by 6.23% over 2007, and in 2009 it decreased 5.84% compared to 2008. The SCUH AI was higher than the NHS AI ($p < 0.0001$) from 2006 to 2013, and higher than the Region of Madrid AI ($p < 0.0001$) every year except in 2012.

The average SI for DRG 160 (umbilical, epigastric, Spiegel hernia and eventrations) was 64.05%, with a stable trend. For DRG 162 (inguinal hernia and femoral), the SI was 71.97%, with slight decreasing trend. The SI for DRG 267 (excision of cyst or pilonidal sinus), with an annual average of 95.78%, shows an increasing trend. The average SI for DRG 158 is 30.1% with a clear tendency to decrease. Regarding the IC 06-5780 (outpatient hernia surgery), the General Surgery Service of SCUH indicators are above those of the NHS and the Madrid region. As for the IC 06-5840 (ambulatory surgery hemorrhoidectomy) the SI at the General Surgery Service of SCUH, with an annual average of 33.61%, is clearly below the national and the region of Madrid SI. The Cholecystectomy is a procedure not performed in the General Surgery Service of SCUH as MAS.

In the General Surgery Service of SCUH, in 2013 and 2014, 107 procedures were canceled, resulting in an index of cancellation procedures (CP) of 4.24%. Of these cancellations, the 83.18% occurred after admission, mainly for acute or intercurrent illness (69.16%), which is considered an unavoidable cause. The CP of the General Surgery Service of SCUH is similar to the indicators CI 2.1 ("booked patients who fail to arrive") and CI 3.3 ("Cancellation after arrival – administrative / organisational reasons") reported by the ACHS among hospitals from Australia and New Zealand. The General Surgery Service of SCUH achieved significantly higher CP than the correspondent CI 3.2 (Cancellation after arrival – acute medical condition) and CI 3.1 (Cancellation after arrival – pre-existing medical condition) indexes reported by the ACHS achieved by hospitals form Australia and New Zealand.

Discussion

The organizational and functional characteristics of the General Surgery Service of SCUH contribute to have high IA. It is determined that the SI is a more objective method for comparing the ambulatory surgery among hospitals. However, there are some limitations in the comparisons carried out in this study.

Some limitations bias toward overestimation of some CI published by the NHS because the minor surgery is included. Other limitations are due to the different criteria and definitions used in the reports published in Spain. These limitations suggest the need to review the definitions and data collection process for performing easy and reliable comparisons trough key indicators.

Despite these limitations, it can be said that the relevant MAS indicators of the SCUH are above the national and the Region of Madrid indicators, and similar to the international indicators most referenced.

However, the findings of this study suggest that efforts should be increased to improve the process of MAS in the General Surgery Service of HUCS, for example with the ambulatory of cholecystectomies and increased substitution hemorrhoidectomy. CP by intercurrent and acute conditions are considered inevitable and there are few opportunities for improvement.

Conclusions

- The MAS at General Surgery Service of the SCUH is more developed than the average of the NHS regarding the AI and SI of hernia pathology, and is comparable to Australian indicators in some aspects of the CP, facts that position the General Surgery Service of SCUH as a national reference in the MAS field.

- There are opportunities for improvement in the ambulatory surgery for cholecystectomy and hemorrhoidectomy in the General Surgery Service of SCUH.

- The periodic comparative analysis of quality indicators helps to detect problems and to the implementation of concrete measures for their resolution.

KEY WORDS: Ambulatory Surgery. Quality control. Indicators.

INTRODUCCIÓN

"Cuando podemos medir aquello de lo que se habla, y expresarlo mediante números, conocemos algo sobre el particular; pero cuando no podemos medirlo, cuando no podemos expresarlo numéricamente, nuestro conocimiento es escaso e insatisfactorio".

William Thomson, Lord Kelvin

Instituto de Ingenieros Civiles

Londres, 3 de mayo de 1883.

INTRODUCCIÓN

1. Medir, evaluar, comparar. Calidad asistencial.

Uno de los primeros conceptos desarrollados por el hombre fue el de *número*, manifestando la necesidad de expresar de forma objetiva lo que encontraba a su alrededor [1]. Posteriormente comenzó con esos números a *medir* mediante un simple conteo de objetos, y se desarrolló el concepto de *medida*, realizando las primeras mediciones a partir de unidades muy rudimentarias. Medir implica *comparar,* con unidades de referencia, como puede ser el metro para medir longitud, de manera que medir permite conocer el número de veces que la magnitud a medir contiene una unidad de medida o si se aleja o acerca a un referente. La consecuencia de medir algo permite determinar un resultado, entendido como el producto del número de medida por la unidad, en magnitudes tangibles (longitudes, superficies o volúmenes) y es conocido como *medida.*

Las mediciones nos ofrecen medios fiables para describir las características de los objetos, siendo aplicable a muchos aspectos de la vida. Proporcionan la posibilidad de control al brindar información objetiva sobre un aspecto medido y comparar con otras medidas realizadas.

Por otro lado, *evaluar*, según el Diccionario de la Real Academia Española, es un término que se define como "Señalar el valor de algo" o "Estimar, apreciar, calcular el valor de algo" [2]. Parece, por tanto, intrínseco al término, que cuando nos evalúan nos están dotando de valor, estimándonos y apreciándonos, situación que no suele ser percibida bajo este prisma de forma habitual, estando más asociado con juicio, cuestionamiento o penalización.

Aplicado a la Medicina, ámbito en el que se desarrolla esta tesis doctoral, el paradigma de medición, comparación y evaluación lo constituye la *Gestión Clínica* a través de la *Calidad Asistencial.* Se entiende por gestión clínica una forma de gestión determinada por la implicación directa de los profesionales sobre el sistema sanitario, desarrollando una acción adecuada y resolutiva sobre la salud, bien sea preventiva, diagnóstica o terapéutica, medible a través de unos resultados y que permite la mayor optimización de los recursos [3].

Este concepto, surgido en 1998 en Reino Unido [4], traduce un cambio de mentalidad del sistema, pasando del médico como un "dispensador de atención o curación", hacia un profesional partícipe de un *proceso* donde además debe plantearse otras cuestiones como ¿cuántos cura?, ¿podría curar a más?, ¿cómo los cura?, ¿los cura peor, igual o mejor que otros?, ¿es sostenible? En este contexto surge la gestión clínica como una iniciativa que integra la mejor práctica clínica con el mejor uso de los recursos disponibles y con la satisfacción del paciente.

El concepto de gestión clínica abre las puertas a otra forma de entender la gestión u organización sanitaria, mediante *Unidades Asistenciales* donde los profesionales sanitarios estén implicados directamente en el funcionamiento global del sistema, de su hospital y de su unidad en particular. Esto implica la responsabilización de los clínicos en la realización de medidas a lo largo de todo el proceso asistencial, lo que podríamos denominar monitorización de la unidad y en la evaluación y comparación de los resultados de cara a ejercer los cambios o mejoras oportunas. Como unidad asistencial están dotados de la autonomía necesaria para modificar aquellos aspectos del proceso que no se adecuen a los objetivos de calidad establecidos por el equipo.

Esta descentralización del nivel macro (político) y meso (gestores hospitalarios) sobre el clínico (micro) pone de manifiesto no sólo una búsqueda de ahorro potencial, sino la apuesta por la excelencia o *calidad* ya que son los profesionales, que desarrollan la actividad asistencial, los que tienen más oportunidades de detectar problemas y ofertar soluciones.

Los profesionales que trabajan en unidades con autonomía de gestión deben actuar como técnicos sobre la optimización de la calidad científico-técnica desde la eficacia (mejor opción terapéutica basada en la evidencia y en la epidemiología clínica), la efectividad (mejores resultados en condiciones reales de todo el proceso) pero también desde la optimización de recursos, es decir en la eficiencia (mayor relación entre los beneficios obtenidos y el coste empleado en obtenerlos). Cada unidad debe desarrollar guías de actuación adecuadas a su población y estructura para mejorar estos aspectos de eficacia, efectividad y eficiencia en su entorno.

Las herramientas puestas al servicio de la gestión clínica para medir estos objetivos son los *Indicadores*. Un indicador es "lo que indica o sirve para indicar (mostrar, señalar), la forma particular (normalmente numérica) en la que se mide o evalúa un criterio" [2,5]. Se considera *Criterio* [2] la "Norma para conocer la verdad" o también el "Juicio o discernimiento".

Son cualidades necesarias para que un indicador resulte útil como medida, su concreción y objetividad. Deben ser sensibles pero fundamentalmente específicos, válidos y avalados por la evidencia científica. Deben evitar el sobreesfuerzo asociado a la medición innecesaria, garantizando su relevancia. Cabe destacar también que han de ser eficientes, evitando las duplicidades y una gran dificultad para la obtención del dato [6].

Aplicado al ámbito sanitario un *Indicador Clínico* se refiere a la medida cuantitativa de la presencia o ausencia del criterio, expresado en forma de porcentaje (casos que cumplen una condición/total) o en forma de tasa (casos/unidad de tiempo). Permiten medir un criterio clínico y comparar de forma objetiva los resultados que se obtienen, con el propósito de servir de referencia para la detección de problemas y para la introducción de mejoras.

Adoptando un modelo de control de calidad propuesto por Donabedian [7] (medición, evaluación, comparación) que surge desde el ámbito empresarial, los indicadores clínicos permiten medir de forma evolutiva la estructura, proceso y resultado de una organización (adaptación del concepto industrial de "inversión-proceso-rendimiento"), bajo el objetivo de inducir mejoras en el proceso que se está midiendo.

Los indicadores de estructura miden el recurso del que se dispone, los de proceso miden los pasos del proceso asistencial y los de resultado miden el producto (si se ha conseguido el objetivo) de la asistencia sanitaria [5,8]. De ellos, se estima que los indicadores de proceso son más sensibles que los de resultado para detectar un problema, ya que se podrían obtener buenos resultados habiendo desarrollado una asistencia deficiente. No obstante, se deben buscar aspectos del proceso que influyan en el resultado final, pudiendo afirmar que los mejores indicadores de proceso son los vinculados a resultados.

Los indicadores de resultado pueden mostrar menos dificultad en su recogida pero deben contemplarse algunos problemas que pueden aparecer en su uso, como la contemplación del resultado como elemento aislado del proceso, la necesidad de obtener más casos que en los de proceso para establecer diferencias estadísticamente significativas, y la asunción de que el resultado final es un producto multifactorial y por tanto muy influenciable por otras variables dependientes de la enfermedad, del enfermo o incluso del entorno. Por otro lado, los resultados no siempre van a poder ser modificados por el clínico o el hospital, hecho que lo desestimaría como indicador pasando a considerarlo un *resultado sanitario*.

El uso de indicadores clínicos debe plantear cuestiones en relación a esas variables que puedan explicar el resultado, por lo tanto han de ser interpretados, teniendo en cuenta siempre la posibilidad de sesgos y factores de confusión [6].

La realización de esta gestión sanitaria de calidad que se plantea, obliga ineludiblemente a medir mediante indicadores y establece la necesidad de una recogida y difusión de información.

La Organización Mundial de la Salud definió Sistema de Información Sanitario como una estructura que permite la recogida, procesamiento, análisis y tratamiento de la información necesaria para la organización y la actividad de los servicios sanitarios, así como para la investigación y la docencia [9]. Mediante estos sistemas de información se genera conocimiento útil de la situación que permita reducir la incertidumbre en la toma de decisiones y la evaluación de las estructuras, procesos y resultados del sistema sanitario.

Por otro lado, la Constitución Española reconoce el derecho a la protección de la salud de todos los ciudadanos, garantizado la equidad sobre un Estado descentralizado donde cada Comunidad Autónoma asume sus competencias en materia de salud, según la Ley General de Sanidad 14/1986, de 25 de abril. Una estrategia fundamental para lograr este derecho es la creación de sistemas de información sanitaria y la realización de estadísticas de interés general e informes de salud pública que permitan disponer de información sobre el funcionamiento del sistema y establecer en función de los hallazgos los cambios oportunos. Estos sistemas de información son responsabilidad ministerial, que, según la Ley 16/2003, de 28 de mayo, de cohesión y calidad del Sistema Nacional de Salud, debe garantizar un sistema de información sanitaria para el SNS accesible tanto a nivel de las administraciones sanitarias como para los profesionales y los ciudadanos.

La recogida y difusión de esta información afecta a varios ámbitos. El nivel macro en esta recopilación de información está representado por el actual Ministerio de Sanidad, Servicios Sociales e Igualdad (MSSSI) que mediante la Norma Estatal realiza una explotación estadística de los datos de los hospitales del SNS, operación incluida en el Plan Estadístico Nacional [10]. Desde este nivel se analiza el sistema sanitario en su conjunto, lo que permite la comparación entre regiones o países [11].

Es responsabilidad del nivel meso, representado por los gestores hospitalarios, generar un sistema de información general de cada hospital que mida en cierto modo, el producto o servicio sanitario ofrecido. Aunque se trata de un producto de difícil medida caracterizado por la "incertidumbre" y la "complejidad" permite determinar la participación de un hospital en la consecución de unos niveles determinados de salud en la sociedad. Desde este nivel se realiza una recogida de datos intentando detectar la variabilidad de los pacientes en relación a circunstancias concretas (diagnóstico principal, comorbilidad, procedimiento quirúrgico) conocida como Case-Mix a partir de la cual se explotará un "Conjunto Mínimo Básico de Datos" (CMBD) y los indicadores de gestión derivados del sistema de agrupación de pacientes "Grupos Relacionados de Diagnósticos" (GRD).

El CMBD se desarrolló en el año 1983, por la Health Care Financing Administration, tras la recomendación por parte de la Organización Mundial de la Salud de la creación de un conjunto básico de datos que, con fines estadísticos, se obtuvieran de la historia clínica de cada paciente hospitalizado. Su objetivo inicial fue la cuantificación del coste de los pacientes hospitalizados (programa Medicare) pero en la actualidad, además de informar sobre el consumo de recursos, constituye una herramienta útil de información sobre la salud. Proporciona conocimiento sobre las características de la morbilidad ingresada, su frecuencia y distribución, y recoge información sobre calidad asistencial, por lo que permite disponer de información uniforme y comparable entre los diferentes hospitales y comunidades.

En España fue introducido en el SNS en el año 1987 [6,12]. Mediante el CMBD se caracteriza cada uno de los episodios de hospitalización en función de los diagnósticos y los procedimientos realizados a cada paciente. Desde el año 2005 se implantó además el CMBD de AAE (Atención Ambulatoria Especializada), con datos relativos a los contactos de CMA y de hospital de día.

Los datos generados desde el servicio de admisión de cada hospital (variables administrativas como la identificación, sexo y financiación) se cruzan con datos clínicos del informe de alta o de la historia clínica que son codificados siguiendo los códigos de la Clasificación Internacional de Enfermedades (CIE-9 MC) realizando en función de sus variables un registro a través del Case-Mix.

Para poder comparar este registro, en aspectos como efectividad o eficiencia, con otros hospitales, y poder atribuir sus diferencias a su "estilo de práctica clínica" y no al tipo de pacientes que atienden, es preciso el ajuste de los resultados de cada hospital a la gravedad (entendido en su sentido original "*severity*", como el riesgo de muerte derivado de las características del paciente y no de la atención recibida). Surgen así los sistemas de clasificación o de ajuste de riesgos entre los que destaca el sistema GRD.

Los GRD clasifican la atención prestada durante un episodio de hospitalización en función de variables como el diagnóstico, procedimientos quirúrgicos o edad del paciente, construyendo grupos de pacientes en los que se espera un consumo de recursos similar (*grupos isoconsumo*). Pueden ser usados con finalidad económica o para valorar la eficiencia de estos centros. Mediante un software informático se transforman los datos del CMBD en diferentes grupos del sistema GRD. Atribuyen como ventaja fundamental de aplicar un sistema de clasificación de pacientes con expresión de la casuística como el GRD, la posibilidad de estandarizar determinados indicadores clínicos, sin que el efecto de esta casuística produzca confusión.

En España, el sistema de clasificación de enfermos a través de GRD fue diseñado para permitir un multiuso, es decir, tener utilidad para la gestión sanitaria y clínica. Se considera que en la actualidad está bien implantado, y permite hacer comparaciones precisas de resultados en pacientes perfectamente definidos y controlados por complejidad. La *estancia media* (EM) se ve afectada por el tipo de pacientes que trata cada hospital, haciendo que al comparar la EM de diversos hospitales, sus diferencias pueden ser debidas a diferencias de eficiencia pero también a los diferentes casos que atienden. Es por esto que surge la necesidad del ajuste en función del tipo de pacientes atendidos en cada centro, a través de GRD. Para ello se calculan las EM ajustadas por *funcionamiento* (EMf), EM que tendría un hospital con los pacientes (GDR) que ha atendido si mantuviera en cada grupo la EM de un patrón de referencia (promedio de una base de datos con hospitales similares) y la EM *ajustada por casuística* (EMc), la que tendría un hospital si tratará la misma casuística que el patrón de referencia, pero con sus EM en cada GRD. La EMf estima la complejidad del hospital, mientras que la ajustada por casuística controla el factor de confusión de la casuística en la prolongación de la estancia media. La EMc permite determinar la complejidad de los centros, ya que si es superior a su EM bruta, nos indica que ese centro presenta una casuística más simple, es decir con poca proporción de pacientes con GRD de larga estancia.

El análisis de la contribución de cada factor, casuística y patrón funcional a la diferencia observada entre EM brutas de un hospital y la del estándar se analiza a través de los índices Case-Mix y del Índice Funcional. El primero determina la mayor o menor proporción de pacientes de larga duración (EM alta) respecto al estándar ofreciendo una idea de la complejidad relativa de un centro. El segundo permite conocer si un hospital necesita más o menos días de hospitalización respecto al estándar para tratar igual casuística lo que contribuye a conocer su eficiencia.

Por último, desde el nivel micro, las Unidades Asistenciales deben generar conocimiento con los resultados obtenidos de una serie de indicadores clínicos que seleccionen (basándose en recomendaciones, guías de práctica clínica u otros criterios propios de cada Unidad) como capaces de medir la efectividad, eficacia e incluso la eficiencia de sus resultados.

La evaluación de la calidad asistencial implica, por tanto, medir o monitorizar indicadores clínicos, y comparar realizando una vigilancia que permita detectar problemas.

Una comparación sencilla puede hacerse, en un primer momento, con los resultados de la misma unidad en otros períodos (comparación interna o evolutiva) lo que permitiría ver si la evolución del indicador es positiva o negativa. Por otro lado, se puede comparar con lo que se considera *estándar*, entendido como "aquello que se considera base para la comparación", bien sea por su aval científico reconocido por una entidad representativa que establece un valor mínimo aceptable a nivel de calidad, o en su defecto asumidos desde el consenso o desde los resultados obtenidos en un medio semejante al analizado [12].

Cada vez adquiere más relevancia la posibilidad de compararse con unidades similares a través de los registros nacionales o internacionales y con estándares de referencia, estableciendo un proceso de *Benchmarking*, concepto que trasladado desde la empresa privada, queda definido como un proceso continuo de comparación de la propia eficiencia con otras organizaciones consideradas de excelencia en una actividad concreta.

Esta gestión clínica lleva implícito el término *calidad*. La *calidad* es un concepto polisémico, relativo y subjetivo, aplicable a muchos ámbitos [13]. Bajo un intento de darle una definición de una forma sencilla, podríamos decir que la calidad en cualquier ámbito es "hacer bien" lo que se tiene que hacer. Extrapolado el concepto a la atención sanitaria aparece la *Calidad Asistencial* que equivaldría en terminología popular a "curar al enfermo de la mejor manera posible" o transcribiendo palabras de Donabedian [7] "el nivel de utilización de los medios más adecuados para conseguir las mayores mejoras en la salud".

Se deduce de esta definición "sencilla" que hay varios protagonistas de este concepto de la calidad asistencial:

1. El candidato a curación (receptor), *el enfermo o paciente*, que aporta su perspectiva de cómo debe ser una asistencia adecuada, generalmente basado en cómo percibe y recibe la competencia técnica, así como la comunicación interpersonal (el interés que muestra el sanitario) y en cómo accede a los servicios que necesita.
2. Los profesionales sanitarios, *dispensadores de salud*, que mediante la correcta práctica clínica y gestión del conocimiento, tratan de conseguir el objetivo de la curación del paciente.
3. Por último, la *administración* (anteriormente denominado nivel macro y meso) que desde una perspectiva comunitaria debe garantizar la prestación adecuada en términos técnicos y de satisfacción de los usuarios pero realizada de una forma sostenible.

Estos aspectos científico-técnicos (efectividad y eficacia), interpersonales (satisfacción y aceptabilidad) y del entorno (accesibilidad) y los comunitarios (eficiencia) son parte de las dimensiones que integran la "calidad asistencial total".

Tras determinar la necesidad de valorar a nivel interno la calidad, ver si se "están haciendo bien las cosas", surge la necesidad de que dicha práctica sea reconocida. Como respuesta a esta demanda, aparecen los programas de acreditación de instituciones sanitarias, ante la necesidad mundial de establecer mecanismos de garantía social sobre los niveles de calidad en las actuaciones sobre la salud. Desde los años 50, la Joint Commission on Accreditation of Hospitals[1] (JCAH) [14], actual Joint Commission on Accreditation of Healthcare Organiziations (JCAHO)[2], promueve la evaluación integral de la calidad (estructura, proceso y resultados) acreditando los centros que tienen capacidad para hacerlo bien.

---

[1] Comisión Conjunta para la Acreditación de Hospitales
[2] Comisión Conjunta para la Acreditación de Organizaciones Sanitarias

Esta acreditación, en el caso de sistemas basados en el libre mercado, como el estadounidense, genera una competencia positiva, ya que supone prestigio, aumentando la demanda, lo que hace incrementar los ingresos, promoviendo una mayor inversión en prestaciones y en cualificación del personal, redundando en último término en un incremento circular de la calidad.

Se ha de señalar que la acreditación es un proceso por el cual un centro sanitario se somete con carácter voluntario a un procedimiento de verificación externo, en orden a evaluar su grado de cumplimiento de criterios y estándares previamente establecidos por un órgano independiente, que a la vista de los resultados obtenidos emitirá finalmente el dictamen correspondiente [15]. En el contexto estadounidense son evidentes los beneficios de someterse a esta evaluación de la práctica clínica, no con carácter punitivo, sino como una oportunidad de mejora.

En España, el modelo asistencial predominante es el público [16] y pese a que la acreditación sanitaria, como mecanismo de garantía de calidad, es válido tanto para modelos de libre mercado como para modelos públicos, es evidente que no presenta el mismo estímulo. Existen propuestas útiles usadas como dinamizadoras que podrían lograr una mayor implicación del personal de cara a la acreditación (primas salariales, ayudas a la investigación o promoción profesional), aunque las que más difusión han presentado son las actividades canalizadas por las propias organizaciones profesionales vehiculizadas desde el Consejo Interterritorial del SNS, que podría conducir hacia la puesta en marcha de un sistema estatal de acreditación de hospitales en España, lo cual contribuiría a la mejora de la calidad asistencial.

Dentro de este contexto que se ha introducido sobre la gestión clínica en el ámbito sanitario, adquiere un papel de especial relevancia la CMA ámbito en el que se desarrolla esta tesis doctoral.

2. La gestión clínica en CMA

Las Unidades de CMA (UCMA) constituyen un referente de la gestión clínica. Son unidades asistenciales, dotadas de autonomía de gestión, que incluyen la agrupación de servicios y especialidades afines (anestesia, cirugía general, oftalmología, cirugía vascular, traumatología, urología entre otras) estructuradas en función de criterios homogéneos de asistencia y cuidados, y orientadas a un tipo específico de proceso, la CMA [17].

La terminología de CMA fue adoptada inicialmente por Davis en 1986 [18], haciendo hincapié en el carácter de *mayor*, para diferenciarla de la cirugía menor, o procedimientos que no requieren cuidados específicos.

En España, queda definida bajo el Real Decreto 1277/2003 como aquellos "procedimientos quirúrgicos terapéuticos o diagnósticos, realizados con anestesia general, loco-regional o local, con o sin sedación, que requieren cuidados postoperatorios de corta duración, por lo que no necesitan ingreso hospitalario" [19].

En el manual de Porrero Carro [20] se define como un proceso de innovación tecnológica, que motiva cambios en la práctica médica, la introducción de técnicas quirúrgicas menos agresivas e innovaciones en el campo de la anestesia. Se destaca así el hecho de que la CMA es un *modelo organizativo* de *asistencia quirúrgica* multidisciplinaria que afecta a un *proceso* y no sólo una serie de procedimientos que se hacen sin ingreso.

La necesidad de ingreso hospitalario surge en este proceso, en relación al grado de complejidad de las intervenciones quirúrgicas y la dotación tecnológica de la que se dispone, pero también en función del riesgo individual y de aspectos psicológicos de cada paciente así como de las características de su entorno. La CMA, por tanto, obliga a una indicación, basada en la reflexión del facultativo, que ha de valorar la conveniencia del ingreso hospitalario, frente a la cirugía sin ingreso, en una serie de procedimientos, mediante un proceso de "selección de pacientes" individualizado.

En el mismo Real Decreto citado previamente, se definen los centros de CMA como "centros sanitarios dedicados a la atención de procesos subsidiarios de cirugía realizada con anestesia general, local, regional o sedación, que requieren cuidados postoperatorios de corta duración, por lo que no necesitan ingreso hospitalario", incluyendo en la definición el concepto de proceso.

Estos centros pueden adoptar distinta organización estructural. Por un lado, se han agregado a muchos servicios de cirugía convencional de hospitales generales unidades específicas de CMA, *Unidades Integradas*, que comparten estructuras comunes a la modalidad con ingreso. En otros hospitales, se han creado *Unidades Autónomas*, adecuando espacios específicos del hospital para programas de CMA o incluso a distancia del hospital pero bajo su dependencia administrativa, lo que se ha sido denominado *Unidades Satélite.* Por último, se ha producido una nueva concepción arquitectónica y administrativa específica de CMA mediante *Unidades Independientes* del hospital sin dependencia estructural ni administrativa de él.

Se entiende por UCMA aquellas organizaciones de profesionales sanitarios que ofrecen asistencia multidisciplinaria a procesos de CMA, y que cumplen unos requisitos funcionales, estructurales y organizativos garantizando las condiciones adecuadas de calidad y eficiencia para este tipo de actividad [21]. Son por tanto un referente de lo que se ha definido previamente bajo el concepto de gestión clínica.

Es importante destacar en este punto que la CMA no es equivalente a una cirugía de corta estancia. La *Cirugía de Corta Estancia* constituye otra forma organizativa que desarrolla un programa de trabajo resolviendo los procedimientos de cirugía mayor con estancias hospitalarias de entre uno y tres días. Aunque ambas tratan de utilizar eficientemente la infraestructura hospitalaria (fundamentalmente el "recurso camas"), y conducen a un acortamiento de la EM quirúrgica, sin disminuir la seguridad ni la calidad ofrecida a los pacientes, el concepto organizativo no tiene nada que ver, si bien no son excluyentes.

La historia de la CMA a nivel nacional, se inicia a finales de los años ochenta [21,22] y se consolida tras la publicación por parte del extinguido Ministerio de Sanidad y Consumo (MSC) de la Guía de Organización y Funcionamiento de la CMA en 1992 [23] coincidiendo con la inauguración de la primera unidad de CMA nacional en el Complejo Hospitalario de Toledo. Posteriormente, profesionales con especial implicación y confianza por esta modalidad asistencial se agrupan creando la Asociación Española de Cirugía Mayor Ambulatoria (ASECMA). El impulso final de la CMA surge tras la aprobación en 1999 de la financiación por procesos, en la que los hospitales presentaban una misma financiación al realizar una intervención quirúrgica ambulatoria (en CMA) que con hospitalización [24,25].

Aunque en la actualidad se plantea como una modalidad asistencial óptima, capaz de proporcionar una atención sanitaria de calidad total, incluyendo aspectos técnicosanitarios, de satisfacción y hacerlo con unos costes adecuados, los orígenes de la CMA responden a un ahorro potencial de camas hospitalarias. Este concepto, de permitir tratar pacientes seleccionados sin necesidad de contar con una cama de hospitalización tradicional, es intrínseco a la CMA y lleva como consecuencia una repercusión económica con un abaratamiento del coste de los procedimientos quirúrgicos entre un 30% y un 80% [26].

La cama hospitalaria (estancia hospitalaria) se considera en la actualidad, el principal limitante de la actividad quirúrgica y condiciona las crecientes listas de espera quirúrgica. Este hecho queda reflejado en el último informe nacional de salud [27] publicado por el SNS, correspondiente al año 2013. En él se especifica que la tasa de pacientes en lista de espera quirúrgica era de 12,3 pacientes por cada 1.000 habitantes, con un tiempo medio de espera de 98 días, siendo para el 14,0% de los pacientes superior a 6 meses.

La creciente ambulatorización de gran parte de los procedimientos quirúrgicos en los hospitales públicos españoles [28], que se ha duplicado desde el año 1997, donde apenas superaba el 20%, contribuye a un descenso de la EM hospitalaria y a un ahorro importante de camas hospitalarias destinadas a intervención quirúrgica, pero a la vista de los datos no parece ser suficiente.

Las repercusiones económicas de la CMA sobre el sistema son incuestionables, aunque presenta repercusiones en la práctica que hace que los datos puedan en ocasiones parecer contradictorios. Por un lado, la mejor utilización del "recurso cama", libera camas para su ocupación por pacientes con patología, en muchos casos compleja, lo que incrementa el gasto sanitario global de ese hospital (pese a la disminución del gasto por proceso quirúrgico). Por lo tanto, esta optimización del recurso aumenta la eficiencia pero no produce un ahorro sanitario traducido en el gasto total por asistencia [28]. Por otro lado, la integración de la CMA en la cirugía ha supuesto un cambio estructural en la concepción global del sistema. En algunos centros hospitalarios, ha supuesto la disminución del número de camas instaladas, que no se necesitan ya que no hay hospitalización quirúrgica. Se habla así, del concepto hospitales "pre-CMA" con muchas camas de hospitalización y pocos quirófanos y una nueva época de hospitales post-CMA donde los nuevos diseños arquitectónicos tienen una proporción mayor de quirófanos y puestos de reanimación en relación a las camas de ingreso [29, 30].

Sin embargo, aunque el ahorro del "recurso cama" sigue constituyendo un aspecto esencial de la CMA, figurando en la actualidad como la medida más eficaz para el ahorro de estancias según la National Health Service Modernisation Agency [31], sus beneficios no son sólo económicos u organizativos [26].

Desde el punto de vista clínico, la CMA se presenta como la mejor opción asistencial para una serie de procesos quirúrgicos. Se considera que, además de tratar quirúrgicamente un problema de forma segura y eficaz, permitiendo un alta precoz, favorece la recuperación más rápida, con disminución de problemas intrínsecos a la hospitalización como son la infección nosocomial o el tromboembolismo. Se le atribuyen además beneficios emocionales por parte del paciente, que duerme "en su propia cama", más destacados entre la población infantil y en los ancianos. Son relevantes a su vez los beneficios sobre los familiares del paciente, que no precisan grandes ajustes estructurales para ejercer el cuidado. Todo ello acompañado de un seguimiento pre y postquirúrgico que proporciona una atención más directa e individualizada, lo que es percibido con altas tasas de satisfacción [32].

En el año 2008, el MSC publica el manual "Unidad de Cirugía Mayor Ambulatoria. Estándares y Recomendaciones" [26]. En él se hace un recorrido por los distintos aspectos esenciales que, a modo de "recomendación", deben incluirse en una UCMA. Entre ellos establece una lista donde especifica los procedimientos que se benefician y, por tanto, candidatos a ser realizados sin ingreso. A su vez, realiza un análisis pormenorizado de la situación nacional en cuanto a implantación de la CMA, tanto de forma global como por procedimientos. Este documento asienta las bases para impulsar la CMA a nivel nacional y detecta multitud de oportunidades de mejora.

A día de hoy, tras 7 años de la publicación de este manual y a pesar de esta fuerte tendencia a la ambulatorización, en España todavía queda camino por recorrer hasta que se consolide la CMA como primera alternativa en los procedimientos en los que está indicada. Es el momento de que los centros donde se está realizando CMA ratifiquen su compromiso con esta modalidad que ya ha demostrado sus beneficios sobre el paciente y la sociedad. Cada unidad ha de definir su oferta de prestación de servicios, en función de las necesidades asistenciales de su población, de la organización de la unidad dentro del hospital y de su dotación profesional y tecnológica. La pregunta desde la gestión clínica a la que se está haciendo referencia es cómo contribuyen las unidades desde las que se está haciendo CMA a la mejora de la implantación de la CMA nacional. Se hace, por tanto, necesaria la implicación de todos los integrantes de la unidad para repensar propuestas de mejora que consigan una máxima ambulatorización en aquellas patologías de alta prevalencia.

El control de calidad en las UCMA mediante indicadores de calidad se presenta como un instrumento de medición que permite detectar desde el nivel macro, meso y micro posibles obstáculos que está sufriendo la CMA en su implantación, a la vez que permite detectar efectos adversos generados sobre un paciente. El responsable de su instauración, desarrollo y posterior seguimiento para evaluar el cumplimiento de los objetivos de la calidad planteados debe ser un grupo interdisciplinar que aúne a los niveles meso, representado por la dirección médica del centro, y micro, formado por el coordinador de la UCMA y representantes del equipo de enfermería y de cada uno de los servicios integrantes. Este equipo debe reunirse periódicamente para exponer sus resultados conjuntos, fruto generalmente del análisis específico por servicios en forma de memorias anuales.

Medidos de forma periódica, y registrados de forma sistemática, los indicadores facilitan la evaluación y la comparación externa de los resultados, permitiendo implementar propuestas de mejora. Todo ello insertado dentro de un plan de calidad o de gestión clínica específico de cada unidad. Su difusión bajo una perspectiva de *transparencia,* contribuye a reforzar la implementación de la CMA tanto entre los sanitarios como entre la población y las asociaciones de pacientes, lo que en último término contribuye a la mejora del sistema.

3. Indicadores de calidad en CMA.

La cirugía ambulatoria ha sido uno de esos raros movimientos socioeconómicos y políticos en los que todos los participantes se han beneficiado [33]. El crecimiento de la demanda quirúrgica, el reto constante de incluir procedimientos de mayor complejidad y de seleccionar enfermos con mayor comorbilidad gracias a los avances científicos y tecnológicos deben ir acompañados de un mantenimiento de la "calidad total" a la que se aspira y a la detección de efectos adversos (daño no intencionado provocado por un acto médico) consecuentes a la expansión de esta modalidad asistencial [34].

Es preciso determinar una serie de indicadores clínicos que ayuden a la detección de incidencias en el proceso, y definir los estándares de calidad con los que comparar los resultados de la unidad determinando una estrategia de evaluación. El hecho de que no existan estándares oficiales, aunque sí valores internacionalmente reconocidos como óptimos, y que no exista consenso a la hora de evaluar el proceso asistencial, sólo recomendaciones, lleva a cada institución sanitaria, e incluso cada unidad, a aplicar los que considera más convenientes [35].

Existen múltiples indicadores utilizados para medir calidad en CMA [3] orientados a evaluar distintos aspectos del proceso. En este sentido aparecen de entrada, indicadores estructurales que evalúan infraestructuras, circuitos y sistemas organizativos. Por otro lado, los más abundantes son los indicadores del proceso, entre los que destacan:

- índice de pacientes que cumplen los criterios de indicación de CMA;
- pacientes con criterios de indicación de CMA intervenidos sin ingreso hospitalario;

- índice de documentos de consentimiento informado debidamente cumplimentados;
- índice de intervenciones suspendidas;
- índice de pacientes no dados de alta el día de la intervención;
- índice de reintervenciones en las 72 horas desde la intervención quirúrgica;
- índice de utilización de urgencias posthospitalización;
- índice de ingresos hospitalarios;
- índice de fallos de la técnica;
- índice de informes de alta;
- índice de pacientes intervenidos que reciben adecuadamente la pauta de profilaxis antibiótica.

Por último, la evaluación del resultado sobre el paciente mediante indicadores de calidad percibida, que miden el grado con que la atención prestada satisface las expectativas del paciente, entre los que destacan:
- índice de pacientes satisfechos/muy satisfechos;
- índice de reclamaciones.

A todos ellos hay que sumar, si se trata de una Unidad Integrada, indicadores clásicos del área quirúrgica (actividad quirúrgica, porcentaje de intervenciones programadas, porcentaje de intervenciones programadas con anestesia general, rendimiento de quirófano, intervenciones por sesión quirúrgica, pacientes intervenidos por sesión quirúrgica, índice de sustitución e impacto en estancias ahorradas, entre otros).

La selección de criterios adecuados y sus correspondientes indicadores debe formar parte del programa de calidad de la UCMA. Parece existir consenso sobre la necesidad de elegir un número de indicadores *suficiente* para medir los aspectos relevantes del proceso y no excesivo que limite la posibilidad del análisis por el desmesurado esfuerzo en la recogida de datos o genere confusión [36,37]. Se considera, en consonancia con otros autores [11,35-40], como referente a la hora de seleccionar indicadores de calidad en la CMA, la ya citada publicación del MSC del año 2008 que selecciona los indicadores de calidad que deben ser recogidos de una manera prioritaria en las UCMA [26].

En este manual, en base a las recomendaciones del Australian Council on Healthcare Standars del Australian Day Surgery Council (año 2004) [41] se recomienda controlar unidades de CMA bajo 9 indicadores que recogen los 3 aspectos de calidad asistencial ya mencionados:

- Por un lado indicadores de eficiencia y calidad científico-técnica representados por la *cancelación de procedimientos* y *efectos adversos* medidos mediante la reintervención quirúrgica no planificada en el mismo día, pernocta no planificada, consulta urgente, reingresos hospitalarios e índice de complicaciones ajustadas por riesgo.
- Por otro, indicadores de eficiencia del sistema donde se incluyen el *índice de sustitución de procesos e índice de ambulatorización.*
- Por último indicadores de calidad percibida por el paciente de la UCMA mediante un *análisis de la satisfacción.*

Desde la calidad asistencial en CMA, el referente internacional lo constituye la anteriormente citada Comisión Australiana de Estándares de Salud (*Australian Council on Healthcare Standards, ACHS)* [41,42] con más de 740 organizaciones de salud participantes a través del Consejo Australiano de Cirugía de Día (Australian Day Surgery

Council). Esta agrupación de cirujanos australianos surge en el año 1980 con la finalidad de definir estándares aceptables de la cirugía y de la anestesia cuando se realiza en las instalaciones de cirugía de día (*Day Surgery*) generando su primer informe el año 1981. Entre 1994 y 1995 el Comité identificó indicadores clínicos para centros de cirugía ambulatoria, y después de una prueba exitosa, se introdujeron en el programa de acreditación en enero de 1996. Estos indicadores fueron ratificados en la asamblea general de la Asociación Internacional de Cirugía Ambulatoria del año 2003 en Boston [26], simplificando mediante recomendación el uso de 5 indicadores, que incluyen las anulaciones (antes y después del ingreso), reintervenciones, ingresos no planificados, retraso del alta y reingreso hospitalario. En la actualidad el Consejo Australiano de Cirugía de Día ofrece sus informes integrados en Informe de Indicadores Clínicos Australianos (Australasian Clinical Indicator Report) elaborado por la ACHS, siendo el último informe publicado en el año 2014.

Tras determinar la existencia de varios indicadores de calidad, recomendados desde distintos ámbitos, para el control de calidad de la UCMA, queda por establecer cómo ha de realizarse de una forma práctica este análisis. La literatura tanto nacional como internacional ofrece trabajos [39,43,44] donde, desde los distintos servicios en los que se realiza CMA, se expone una recogida de datos en el tiempo en relación a estos indicadores y diferentes análisis internos en cuyas discusiones se hace referencia a múltiples elementos comparativos. No se encuentra homogeneidad en la literatura reflejando una falta de consenso a la hora de determinar cómo llevar a cabo dicho análisis. Se establece la necesidad de una actualización de las guías de actuación en CMA en la que se elabore un *cuadro de mandos* sobre cómo medir, cómo comparar y cómo interpretar los resultados obtenidos tras el análisis de indicadores. Es preciso determinar sus limitaciones y abrir las puertas al consenso y a la uniformidad de la comunidad científica implicada en la cirugía ambulatoria.

En este trabajo se han seleccionado tres indicadores de los expuestos buscando establecer esta sistemática. Dos de ellos considerados de eficiencia, el índice de ambulatorización de los procedimientos quirúrgicos (IA) y el índice de sustitución (IS), y uno de calidad científico técnica, las cancelaciones de procedimientos.

Los indicadores de eficiencia permiten detectar el grado con el que se logra obtener el más alto nivel de calidad posible con unos recursos determinados. La elección de indicadores de eficiencia en este estudio, parte de su capacidad de reflejar el grado de implantación de la CMA en el centro donde se calculan, permitiendo un análisis en el tiempo que determina, en último término, la apuesta desde esa Unidad o Servicio por esta modalidad asistencial. Por otro lado, aspecto de especial relevancia, contribuye a reflejar el grado en que una UCMA es capaz de contribuir al desarrollo de la CMA en España y en la Comunidad Autónoma donde se sitúa el centro. Los indicadores IA e IS son indicadores clásicos de utilización de recursos hospitalarios del área quirúrgica, por lo tanto aportan datos comparables en la mayoría de los hospitales nacionales. Esto es posible ya que, desde el 14 de marzo del 2007, existe un registro de la tasa de ambulatorización y del IS para algunos procesos quirúrgicos, a través de los Indicadores Clave (IC) del SNS. IA e IS constituyen dos de los 247 IC seleccionados por consenso en la Subcomisión de Sistemas de Información. De ellos, el IA de procesos quirúrgicos está incluida dentro de los 50 esenciales mientras que el IS forma parte de los considerados subindicadores [45]. Según se refiere en su metodología, los datos que nutren estos indicadores se extraen directamente de los diferentes sistemas de información ya existentes y por tanto no suponen carga adicional para las distintas unidades o comunidades autónomas.

La aportación de los IC elegidos en esta tesis doctoral para la comparación es la capacidad de ofrecernos una herramienta de fácil comparabilidad y accesibilidad. La realización de comparaciones a través de estos indicadores es sencilla ya que deben basarse en definiciones estandarizadas que han de ser coincidentes con los manuales de referencia [26] lo que permiten su comparación global a nivel nacional y por comunidades autónomas. Otra ventaja que se les atribuyen es la "usabilidad" (la facilidad con que las personas pueden utilizar una herramienta particular o cualquier otro objeto fabricado por humanos con el fin de alcanzar un objetivo concreto). Los datos están incorporados en un único repositorio que facilita al usuario el acceso y su consulta sin tener que hacer grandes búsquedas por diversos sistemas de información y al mismo tiempo ofrece herramientas de presentación en forma de tablas, gráficos y mapas.

Por estas características y ya que se entiende que el proceso de gestión clínica no debe suponer un esfuerzo desmesurado para los clínicos o el coordinador de una UCMA, cuya tarea fundamental es la asistencial, se consideran óptimos para el análisis. No obstante, siempre ha de tenerse en cuenta que los indicadores clásicos, tienen grandes limitaciones, de tal modo que las comparaciones realizadas sólo serán válidas en unas determinadas situaciones, aspecto que ha de conocerse para una correcta interpretación.

El otro indicador elegido para el análisis son las cancelaciones o tasas de intervenciones suspendidas que no pueden ser sustituidas por otras. Pueden ser por incomparecencia del paciente o por cancelación tras acudir el paciente. Parte de ellas son evitables, y por tanto presentan cierto margen de mejora. Mediante el análisis evolutivo de este indicador se pretende tener un conocimiento del funcionamiento interno de la UCMA ya que mide aspectos relacionados con el proceso de la CMA. Es considerado como el indicador que más influye en la insatisfacción del paciente y en la utilización inadecuada de recursos [38], con lo que se considera muy útil como detector de problemas que mermen la calidad total a la que se aspira.

Específicamente no existe un registro de cancelaciones en CMA a nivel nacional, sin embargo, existe un referente comparativo internacional (estándar de referencia) desde la ACHS. A través del Australian Day Surgery Council mediante el Care Evaluation Program recoge este indicador específico de CMA [41], lo que permite su uso comparativo para este estudio.

Este trabajo de tesis doctoral realiza un análisis evolutivo y comparativo de los indicadores previamente expuestos a partir de los resultados obtenidos por la Unidad de Cirugía Ambulatoria del Servicio de CGD del HUSC. El HUSC presenta unas características específicas que lo hacen adecuado para la práctica de una CMA. Esta situación además se ve complementada, en el caso del Servicio de CGD, por unos profesionales especialmente vinculados a esta modalidad quirúrgica dirigidos por el Dr. Porrero Carro, socio fundador de ASECMA y participante de la primera guía de organización de la CMA en el año 92 [23].

El HUSC está ubicado en el centro de Madrid y consta de 200 camas. El Servicio de CGD no tiene una población de referencia y surge como un servicio de “apoyo” a otros hospitales de la Comunidad de Madrid, que pueden derivar sus pacientes, para ser intervenidos de forma programada, bajo una determinada oferta asistencial. De esta manera, el HUSC contribuye a alcanzar un adecuado equilibrio de las listas de espera quirúrgicas según los acuerdos institucionales alcanzados por la Comunidad de Madrid [46,47,48].

El Servicio dispone de 3 quirófanos diarios tres días a la semana y 2, dos días a la semana. Presenta un quirófano en horario de tarde todos los días excepto los miércoles. Se realizan intervenciones quirúrgicas electivas en modalidad ambulatoria o con hospitalización. Las intervenciones realizadas a partir de las 16:00 horas son consideradas en horario de tarde.

La cirugía realizada por el Servicio de CGD bajo la modalidad de CMA se hace en una UCMA integrada, no autónoma. Los especialistas en Anestesiología y Reanimación no son exclusivos de la unidad y participan en todas las intervenciones quirúrgicas programadas, sean con o sin hospitalización convencional.

Desde un punto de vista de recursos humanos, el Servicio de CGD está integrado por un Jefe de Servicio y 10 Cirujanos Adjuntos. A su vez dispone de personal estable de enfermería, auxiliares de enfermería y dos personas para soporte administrativo.

Existe una protocolización del proceso de CMA que abarca el diagnóstico en consulta, información, proceso de selección, visita preanestésica, confección del programa quirúrgico semanal, llamada telefónica preoperatoria, ingreso en la unidad, premedicación, recuperación inmediata y secundaria, alta a domicilio y control postoperatorio.

Los datos generados por el paciente desde el momento que acude a la unidad hasta el día del alta se recogen en una base de datos creada para tal fin.

Se realiza anualmente una memoria en relación a la base de datos generada por el Servicio, a partir de los datos administrativos, de las aportaciones realizadas por los facultativos en las historias clínicas, y los datos ofrecidos por el hospital que permite el cálculo de indicadores de calidad.

En un contexto de compromiso social, ante la limitación de recursos y de interés por la calidad en la asistencia, en miras siempre de conseguir el máximo beneficio sobre el paciente, se lleva a cabo esta tesis doctoral que trata de generar conocimiento en base a la información disponible en Servicio de CGD del HUSC, desarrollando un análisis evolutivo de la actividad de CMA recogida desde el año 2006 según tres indicadores de calidad.

Se abordan además otros dos objetivos más ambiciosos: comparación de indicadores de calidad de CMA del HUSC con la actividad nacional, de la Comunidad de Madrid e internacional mediante la búsqueda de referentes comparativos que permitan de una forma sencilla acercar al clínico la medición de la calidad durante la práctica de la CMA.

Se pretende contribuir a la mejora de la calidad de CMA del Servicio de CGD del HUSC y global del sistema, mediante una actuación que siga una estrategia basada en tres puntos:

- Establecer la calidad deseada como objetivo.
- Medir los resultados, comparando la realidad con el objetivo.
- Realizar un análisis en búsqueda de oportunidades de mejora.

Esto debe continuarse mediante la instauración de medidas que corrijan los defectos encontrados y la medición del efecto de las medidas adoptadas, análisis que se emplaza para posteriores trabajos.

JUSTIFICACIÓN. HIPÓTESIS. OBJETIVOS

JUSTIFICACIÓN. HIPÓTESIS. OBJETIVOS

JUSTIFICACIÓN

En estos momentos de crisis social y dificultades en la sostenibilidad del sistema sanitario, y considerando la CMA como la mejor opción terapéutica, desde todos los aspectos de la calidad, para tratar gran parte de los procesos quirúrgicos, se genera la necesidad de plantearse el papel de cada centro en el desarrollo de esta modalidad quirúrgica.

Se plantea este trabajo de tesis doctoral en el ámbito de la Cirugía General que busca generar conocimiento en base al análisis de la información obtenida tras el tratamiento de más de 16.000 pacientes en régimen de CMA en el Servicio de CGD del HUSC a lo largo de ocho años.

A pesar de existir recomendación generalizada sobre el análisis de indicadores de calidad asistenciales como la mejor forma de evaluar el proceso de CMA, se considera que existe una laguna del conocimiento, al menos para los clínicos, en la ejecución práctica de dicho análisis. Dicha carencia se establece en relación a la unificación de criterios para medir o monitorizar la calidad, pero sobretodo a la hora de buscar referentes comparativos que permitan evaluar los resultados y determinar oportunidades de mejora.

Este trabajo pretende contribuir mediante la exposición de una metodología de análisis de tres indicadores de calidad en CMA, en relación a su evolución temporal y a la comparativa con referentes autonómicos, nacionales e internacionales, a generar una sistematización que contribuya a la mejora de la calidad de la CMA del Servicio de CGD del HUSC de forma específica y de forma global a la mejora del Sistema.

HIPÓTESIS

1. Hipótesis conceptual

La CMA en el Servicio de CGD del HUSC es una actividad quirúrgica bien desarrollada en España.

2. Hipótesis operacional principal

La CMA en el Servicio de CGD del HUSC está más desarrollada que en el promedio de los hospitales españoles, según el indicador IA.

3. Hipótesis secundarias

Los porcentajes de cirugía ambulatoria correspondientes a los IC del SNS de hernia y hemorroidectomía son mejores en el Servicio de CGD del HUSC que en el SNS.

Los indicadores de calidad de CMA del Servicio de CGD del HUSC son similares a indicadores de hospitales de Australia y Nueva Zelanda.

4. Hipótesis estadística

La hipótesis nula es que la proporción de pacientes que reciben CMA medida en términos del IA no es diferente a la media de los hospitales nacionales. La hipótesis alternativa es que el IA en el Servicio de CGD del HUSC es un 5% mayor que en el promedio de los hospitales españoles. Por lo tanto, se rechaza la hipótesis nula si la diferencia en el IA es igual o menor al 5% entre el Servicio de CGD del HUSC y el promedio de los hospitales españoles. El tamaño muestral (ver más adelante) permite contrastar la hipótesis estadística.

OBJETIVOS

Objetivo 1

Describir la tendencia temporal del IA en el Servicio de CGD del HUSC y compararla con el IC "ambulatorización" a nivel nacional y en la Comunidad de Madrid.

Objetivo 2

Evaluar la tendencia evolutiva del IS en los procesos candidatos a cirugía ambulatoria en el Servicio de CGD del HUSC. Comparar con los porcentajes de cirugía ambulatoria correspondientes a los IC del SNS (hernia, hemorroidectomía).

Objetivo 3

Analizar, en los años 2013 y 2014, el indicador CP en CMA del Servicio de CGD del HUSC, describir el motivo de la cancelación en función del momento y de la posibilidad de prevención y compararlo con los indicadores clínicos del Consejo Australiano de Estándares de Salud.

MATERIAL Y MÉTODOS

MATERIAL Y MÉTODOS

I. DISEÑO

Estudio descriptivo observacional comparativo de indicadores del Servicio de CGD del HUSC disponibles en la memoria del Servicio, indicadores del SNS, y de la Comunidad de Madrid disponibles en informaciones oficiales y los indicadores clínicos del ACHS cuyo informe se publica anualmente.

Se asume en todo momento que cuando se habla de índices calculados para el HUSC se refieren sólo a la cirugía realizada por el Servicio de CGD, aunque no se especifique, ya que es el único participante en el estudio objeto de esta tesis doctoral.

Para el desarrollo del Objetivo 1, se calcula el indicador de calidad denominado IA que corresponde al indicador nº 4 de los indicadores de calidad de la UCMA propuestos en el manual de estándares y recomendaciones de la UCMA publicado por el MSC de España en el año 2008 [26].

En dicha guía, el IA se define como la relación entre los procedimientos quirúrgicos ambulatorios y el total de procedimientos quirúrgicos, expresada por cien y medida anualmente.

Se calcula mediante la fórmula:

[% (Σ GRD quirúrgicos realizados de forma ambulatoria/Σ GRD quirúrgicos totales)], siendo GRD los "grupos relacionados por el diagnóstico".

Se compara con el IC del SNS "Porcentaje de Cirugía Ambulatoria" nacional y de la Comunidad de Madrid.

Para el desarrollo del Objetivo 2, se calcula el indicador de calidad denominado IS procesos Listado A que corresponde al indicador nº 3 de los indicadores de calidad de la UCMA indicados en el manual publicado por el MSC de España en el año 2008 [26] antes mencionado.

Se calcula mediante la fórmula:

[% (Σ GRD (Listado A) realizados de forma ambulatoria/Σ GRD quirúrgicos realizados tanto en modalidad de Hospitalización Convencional como Ambulatoria)], siendo GRD los "grupos relacionados por el diagnóstico".

Para proceder al cálculo de este indicador se exige la definición previa de una "cesta" de procesos quirúrgicos potencialmente ambulatorios según el Anexo 4 de la guía del MSC [26], correspondiente al Listado A (Procedimientos susceptibles de CMA).

Se compara con los IC del SNS "Porcentaje de Cirugía Ambulatoria de la hernia" y "Porcentaje de Cirugía Ambulatoria para hemorroidectomía" nacional y de la Comunidad de Madrid.

Para el desarrollo del Objetivo 3 se calcula el indicador de calidad denominado CP, que corresponde al indicador nº 1, de los indicadores de calidad de la UCMA propuestos en el mismo manual del MSC de España en el año 2008 [26] previamente citado.

Es un indicador de eficiencia y de calidad científico-técnica de la UCMA que también forma parte de los recomendados por el Consejo Australiano de Cirugía ambulatoria (Australian Day Surgery Council) [26, 41].

En la guía del MSC [26], la CP se define como la relación entre los procedimientos quirúrgicos cancelados y el total de procedimientos quirúrgicos citados (programados), expresada por cien.

Se calcula mediante la fórmula:

[% (cancelaciones/pacientes citados)], siendo cancelación toda aquella intervención quirúrgica programada que no se realiza, sea por el motivo que fuere.

Se compara el indicador clínico CP ("procedure cancellation") del ACHS [41], cuya definición sirvió de referencia a la definición del indicador por el MSC y por lo tanto son consistentes entre sí.

II. FUENTE DE DATOS

La información sobre la actividad quirúrgica realizada en el Servicio de CGD del HUSC se obtuvo de la Memoria del Servicio de CGD del HUSC del año 2014 y de la base de datos del Servicio.

Objetivo 1

Para este objetivo se ha usado la información sobre el IA recogida en la Memoria del Servicio de CGD del HUSC del año 2014. En ella se recoge el IA, con la definición operacional del MSC [26], desde el año 2006 al 2014.

Para obtener el IA del SNS, se ha utilizado el IC del SNS 06-5760, denominado "Porcentaje de Cirugía Ambulatoria en el Sistema Nacional de Salud", también referido como "Tasa de ambulatorización quirúrgica" que representa la proporción de intervenciones quirúrgicas que se llevan a cabo sin ingreso del paciente en una cama de hospitalización (anexo 1).

Este indicador está incluido entre los 50 indicadores esenciales y correspondiente al apartado "Utilización de la atención sanitaria (Estándares comparativos)" bajo el dominio de "uso" y calculado para centros que pertenecen al SNS[3] a través del Registro de altas de hospitalización (CMBD) y CMBD-AAE (INCLASNS 2.0) [49].

[3] Centros que pertenecen al SNS: La red Pública del SNS está compuesta por los centros de dependencia y financiación pública, más los centros de dependencia privada (con o sin ánimo de lucro) que mantiene un concierto sustitutorio o pertenecen a una Red de Utilización Pública, estando financiada la mayor parte de su actividad con fondos públicos.

Se calcula mediante la fórmula [a/b] * 100, en la que:

a = Nº de intervenciones quirúrgicas sin ingreso, en un año.

b = Total de intervenciones de dicho año.

Esta fórmula es consistente con la definición del MSC [26] y es la que usa el Servicio de CGD del HUSC para el cálculo del IA por lo que permite hacer comparaciones.

Para comparar el IA del Servicio de CGD del HUSC con la media de la Comunidad de Madrid, se ha utilizado también el IC 06-5760, dado que la base de datos [49] permite el desglose por Comunidad Autónoma. Esta base de datos se actualiza anualmente, y aunque su última actualización ha sido en abril de 2015, el último año registrado es 2013.

Esta base de datos utilizada [49] ofrece el IA de cada año del SNS y de la Comunidad de Madrid, pero no ofrece el numerador ni el denominador, que son necesarios para conocer la significación estadística de las comparaciones con el HUSC.

Para obtener el numerador (CMA realizada) y el denominador (CMA realizada + intervenciones con hospitalización realizadas), se obtuvieron las tablas nacionales y por Comunidades Autónomas de la "Información estadística de hospitales. Estadística de Centros Sanitarios de Atención Especializada" que ofrece datos hasta el año 2012 [50].

Objetivo 2

Los datos para este objetivo se recogen de la Memoria del Servicio de CGD del HUSC del año 2014, donde se especifican las intervenciones quirúrgicas realizadas tanto de forma ambulatoria como con ingreso, desde el año 2006 al 2014. Se han seleccionado dentro de la cartera de servicios ofertada por el Servicio de CGD del HUSC, los procesos candidatos a ser medidos mediante este indicador agrupándolos por GRD [51], para proceder al cálculo del IS por procedimientos según la definición operacional del MSC [26]. En la Tabla 1 se describen los procedimientos recomendados por el MSC como susceptibles de ser realizados en CMA (Listado A) y los procedimientos quirúrgicos (cartera de servicios) realizados en el Servicio de CGD del HUSC, señalando los coincidentes. Se especifican a su vez, los procedimientos incluidos en el Listado B, que se consideran posiblemente ambulatorios según la Audit Commission, del Nathional Health Service [52].

Tabla 1. Intervenciones incluidas en la cartera de servicios del Servicio de CGD del HUSC y su correspondencia a las recomendaciones del Listado A de la guía 2008 estándares y recomendaciones [26]

GRD	Cartera de Servicios CGD HUSC	Recomendación CMA	Se realiza en CMA en HUSC
162	Hernia inguinal unilateral	Si	Si
162	Hernia inguinal recidivada	Si	Si
162	Hernia inguinal bilateral	Si	Si
162	Hernia inguinal bilateral recidivada	Si	Si
162	Hernia crural	Si	Si
160	Hernia umbilical	Si	Si
160	Hernia epigástrica	Si	Si
160	Hernia de Spiegel	Si	Si
160	Eventraciones	Si	Si
494	Colecistectomía	Si	No
290	Tiroides	No*	No
289	Paratiroides	No*	No
	Enfermedad por reflujo gastroesofágico (E.R.G.E)	No	No
	Hernia hiato	No	No
158	Hemorroides	Si	Si
267	Sinus pilonidal	Si	Si
158	Fístula anal	Si	Si
158	Fisura anal	Si	Si
158	Proctología	Si	Si
	Cirugía menor	No	No

GRD: Grupo Relacionado por el Diagnóstico. CMA: Cirugía Mayor Ambulatoria
*Procedimiento incluido en Listado B (procedimientos posiblemente ambulatorios según la Audit Commission, Nathional Health Service [52]).

Debido a que la Memoria del Servicio de CGD del HUSC año 2014 recoge la información por procedimientos y no por GRD se ha calculado en un primer tiempo el IS por procedimientos, tal y como aparece en la memoria, y posteriormente se ha procedido a su agrupación por GRD para el cálculo según la definición operacional del MSC [26].

Para la agrupación por GRD se han tenido en cuenta los mismos criterios que usa el Instituto de Estadística del MSSSI, en relación a la Explotación del registro de altas CMBD del SNS [51].

Se agruparon los procedimientos realizados según la clasificación CIE-9 MC [53] para cada GRD analizado (tabla 2), según el último informe publicado por esta entidad, correspondiente al año 2008.

Se han establecido cuatro grupos diagnósticos donde se engloba la patología quirúrgica susceptible de CMA en el Servicio de CGD del HUSC correspondientes a los GRD 158, 160, 162 y 267.

Los GRD 158, 160 y 162 son recogidos desde la Categoría Diagnóstica Mayor (CDM) "Enfermedades y trastornos del aparato digestivo", mientras que el GRD 267 se recoge a partir de CDM de "Enfermedades y trastornos de la piel, tejido subcutáneo y mama".

Para su análisis, se han englobado como *"Cirugía de la pared"* los GRD 160 y 162, mientras que los GRD 158 y 267 son considerados *"Cirugía proctológica"*.

Tabla 2. Definición y agrupación por GRD de los procedimientos realizados en el Servicio de CGD del HUSC (según Explotación del registro de altas CMBD del SNS [51])

GRD	Definición	Procedimientos incluidos
GRD 162 Procedimientos sobre hernia inguinal y femoral. Edad > 17 sin CC*	Es un GRD quirúrgico que agrupa a pacientes mayores de 17 años ingresados por una enfermedad digestiva a quienes se les ha practicado una herniorrafia inguinal o crural. Se incluyen los pacientes con herniorrafia bilateral sin complicaciones.	Hernioplastias para el tratamiento de hernias inguinales unilaterales simples, hernias inguinales bilaterales simples y hernias crurales. (CIE-9 MC: 53.05, 53.04, 53.03, 53.00, 53.21)
GRD 160 Procedimientos sobre hernia excepto inguinal y femoral. Edad > 17 sin CC*	Es un GRD quirúrgico que agrupa a pacientes mayores de 17 años ingresados por una enfermedad digestiva a quienes se les ha practicado una herniorrafia ventral o umbilical.	Hernioplastias para el tratamiento de hernias umbilicales, hernias epigástricas y eventraciones. (CIE-9 MC: 53.61, 53.41, 53.69, 53.49, 53.59)
GRD 158 Procedimientos sobre ano & enterostomía sin CC**	Es un GRD quirúrgico que agrupa a pacientes ingresados por una enfermedad digestiva a quienes se les ha practicado una intervención como: drenaje de absceso perianal, hemorroidectomía, fistulectomía anal o revisión de enterostomía.	Procedimientos realizados sobre hemorroides (hemorroidectomía), fístulas (fistulectomía anal) y fisuras (esfinterotomía anal lateral izquierda). (CIE-9 MC: 49.46, 49.01, 49.12, 49.51, 49.39)
GRD 267 Procedimientos de región perianal & sinus pilonidal	Es un GRD quirúrgico que agrupa a pacientes ingresados por quiste pilonidal o ciertas enfermedades de la piel de región perianal a los que se les ha practicado extirpación de quiste pilonidal o algún procedimiento sobre la región perianal. Hay que destacar que la mayoría de los pacientes a los que se les ha practicado una intervención sobre la región perianal (como drenaje de absceso, fistulectomía o reparación de esfínter anal) se clasifican en el GRD 158.	Escisión de quiste o seno pilonidal (sinus). (CIE-9 MC: 86.21, 49.39, 86.3, 49.04, 49.01)

GRD: Grupo Relacionado con Diagnóstico.
CIE-9 MC [53]: Clasificación Internacional de Enfermedades 9ª edición.
* CC: Complicaciones: Obstrucción, gangrena. **Complicaciones: trombosis, prolapso agudo. Absceso

Se ha comparado con el IS por procedimientos del SNS mediante IC del SNS [49] correspondientes al IC 06-5780 denominado "Porcentaje de cirugía ambulatoria de la hernia" y el IC 06-5840 denominado "Porcentaje de cirugía ambulatoria para hemorroidectomía", de los que se tiene registro desde el año 2004 (último registro en el año 2013).

El indicador 06-5780 representa la proporción de intervenciones quirúrgicas que se llevan a cabo sin ingreso por hernias y el total de intervenciones (sin ingreso y con hospitalización) por hernias calculado anualmente (anexo 2). Este indicador corresponde al apartado "Utilización de la atención sanitaria (Estándares comparativos)". Se calcula mediante la fórmula [a/b] * 100, en la que:

a = Nº de intervenciones quirúrgicas sin ingreso, en un año.

b = Total de intervenciones (sin ingreso y con hospitalización) de dicho año.

Para su cálculo se contabilizan todas las altas en las que figuren procedimientos codificados mediante la CIE-9 MC, códigos 53.0-53.17 [53] (ver tabla 3).

Tabla 3. Descripción de los procedimientos contabilizados en el IC 06-5780 (Clasificación CIE-9 MC) [53]

53: Reparación de hernia incluye: Hernioplastia, Herniorrafia y Herniotomía *Excluye: Reducción manual de hernia (96.27)*
53.0 Reparación unilateral de hernia inguinal
53.00 Reparación unilateral de hernia inguinal, no especificada de otra manera Herniorrafia inguinal NEOM
53.01 Reparación de hernia inguinal directa
53.02 Reparación de hernia inguinal indirecta
53.03 Reparación de hernia inguinal directa con injerto o prótesis
53.04 Reparación de hernia inguinal indirecta con injerto o prótesis
53.05 Reparación de hernia inguinal con injerto o prótesis, no especificada de otra manera
53.1 Reparación bilateral de hernia inguinal
53.17 Reparación bilateral de hernia inguinal con injerto o prótesis, no especificada de otra manera

El indicador 06-5840 representa la proporción de intervenciones quirúrgicas que se llevan a cabo sin ingreso por hemorroides y el total de intervenciones (sin ingreso y con hospitalización) por hemorroides calculado anualmente (anexo 3).

Este indicador corresponde al apartado "Utilización de la atención sanitaria (estándares comparativos). Se calcula mediante la fórmula [a/b] * 100, en la que:

a = Nº de intervenciones quirúrgicas sin ingreso, en un año.

b = Total de intervenciones (sin ingreso y con hospitalización) de dicho año.

Para su cálculo se contabilizan todas las altas en las que figuren procedimientos codificados mediante la CIE-9 MC, códigos 49.46 [53] (ver tabla 4).

Tabla 4. Descripción de los procedimientos contabilizados en el IC 06-5840 (Clasificación CIE-9 MC) [53]

49 Operaciones sobre ano
49.4 Procedimientos sobre hemorroides
49.46 Extirpación de hemorroides: Hemorroidectomía

Para ser consistentes con la definición de estos indicadores y poder comparar con el IS del HUSC se agrupan los procedimientos según la clasificación CIE-9 MC [53].

Para comparar con el IC 06-5780 se unifican para el cálculo del IS *"hernia"* las cirugías de hernia inguinal unilateral y bilateral primarias y recidivadas intervenidas en el Servicio de CGD del HUSC entre 2006 y 2014 correspondientes a los códigos 53.0-53.17 del CIE-9 MC [53]. Se excluye para la comparación con este indicador la reparación laparoscópica y las reparaciones de hernia crural y ventrales (epigástrica, umbilical, eventración).

Para comparar con el IC 06-5840 se unifican para el cálculo del IS *"hemorroidectomía"* las cirugías correspondientes a hemorroidectomías quirúrgicas realizadas en el HUSC entre 2006 y 2014 correspondientes a los códigos 49.46 del CIE-9 MC [53], excluyendo procedimientos urgentes (reducción, trombectomía) y ambulatorios (esclerosis, ligadura, crioterapia) realizados sobre hemorroides y resto de procedimientos sobre el ano.

Para comparar el IS por procedimientos de hernia y hemorroidectomía del Servicio de CGD del HUSC con la media de la Comunidad de Madrid, se han utilizado también los indicadores 06-5780 y 06-5840, dado que la base de datos que ofrece el portal de estadística del MSSSI [49] permite desglosarlos por Comunidad Autónoma. Esta base de datos se actualiza anualmente y, aunque su última actualización ha sido en abril de 2015, el último año registrado es 2013.

En ella se ofrece el porcentaje de ambulatorización por procedimientos del SNS y de la Comunidad de Madrid de cada año, pero no muestra el numerador ni el denominador, que son necesarios para conocer la significación estadística de las comparaciones con el HUSC. Para su obtención se utiliza la Explotación del registro de altas CMBD del SNS [51], que ofrece el número de altas totales por GRD desglosados según el CIE-9 MC hasta el año 2008, permitiendo junto al porcentaje de los IC 06-5840 y 06-5780 calcular también el número de altas de CMA.

Objetivo 3

Los datos para el cálculo del indicador CP se obtienen de la base de datos del Servicio de CGD del HUSC, donde aparecen registrados los pacientes con categoría de "cancelación" en CMA, hospitalización y cirugía menor desde el año 2013. Con este dato se realiza el cálculo del indicador siguiendo la definición operacional del MSC [26], en los años 2013 y 2014.

Debido a que el Servicio de CGD del HUSC realiza cirugía no sólo en modalidad de CMA se considera el indicador CP de forma global (CP global) y específicamente para procedimientos realizados en CMA, siendo este último el que se considera como indicador de calidad de UCMA. Para aquellos datos que quedan incompletos en relación a la causa de la cancelación se revisaron las historias clínicas de los pacientes cancelados.

En el análisis por categorías, se contemplan 3 grupos interrelacionados entre sí: la categoría temporal, la categoría causal y la categoría evitabilidad. Esta última se refiere a las posibilidades de prevención de la cancelación. Las categorías empleadas en el análisis se describen a continuación:

- *Categoría temporal y causal:*

Se consideran dos momentos en la cancelación que permiten la categorización en 2 grupos:

1. Cancelación anterior al ingreso, que denominaremos "Cancelaciones por no comparecencia del paciente" y definido bajo la fórmula:

% [(cancelaciones por no comparecencia del paciente/pacientes citados)].

Cuando un paciente no se presenta en la UCMA para su intervención programada es telefoneado para identificar la causa de no comparecencia, lo que permite la subdivisión de dicho grupo en 2 categorías causales:

- Decisión del paciente el día anterior a la intervención (no desea operarse).
- Otros. En este caso se especifican las causas denominadas bajo este epígrafe.

2. Cancelación el día del ingreso, tras acudir el paciente a la UCMA, que se denomina: "Cancelaciones tras el ingreso" y definido bajo la fórmula:

% [(cancelaciones después de acudir a la UCMA/pacientes citados].

Cuando un paciente es cancelado tras el ingreso en la UCMA, el responsable de dicha cancelación (cirujano o anestesista) especifica la causa de la cancelación según 4 categorías causales:

- Decisión personal del paciente el día de la intervención (no desea operarse).

- Aparición de un proceso agudo o intercurrente[4]. En este caso se realiza la descripción de los procesos causantes de la cancelación.
- Preparación incorrecta. En este caso, se especifica el motivo que originó cancelación por esta causa.
- Falta de recursos, donde se incluyen la no disposición de quirófano o la falta de personal por el motivo que fuere.

• *Categoría causal y evitabilidad:*

Las causas de cancelación también se dividieron en 4 categorías según la posibilidad de ser prevenidas, lo que se ha denominado "evitabilidad".

Para ello se ha seguido el modelo propuesto por Martínez et al. [39]:

1. Evitables: enfermedad del paciente el día anterior, decisión personal del paciente el día de anterior, selección/preparación preoperatoria incorrectas.
2. Posiblemente evitables: decisión personal del paciente el día de la operación.
3. Difícilmente evitables: no disponibilidad de recursos.
4. Inevitables: enfermedad del paciente el día de la intervención.

Para comparar las CP del Servicio de CGD del HUSC con un estándar y tras no encontrar referentes comparativos nacionales se ha optado por un estándar internacional. Se ha utilizado el indicador clínico CP ("procedure cancellation") del ACHS del año 2013 [41]. Este indicador clínico se recoge y se publica anualmente desde el año 2006, siendo el último año registrado el 2013. El envío de este indicador por parte de las organizaciones de salud es voluntario. En el año 2013, 337 organizaciones de salud públicas y privadas de Australia y Nueva Zelanda, aportaron datos de este indicador.

[4] Intercurrente: Que sobreviene durante el curso de otra y que la modifica en un grado más o menos alto.

Los indicadores clínicos de la ACHS seleccionados para la comparación son:

-CI 2.1, cancelación de pacientes que no llegan a ingresar ("*Booked patients who fail to arrive*"),

-CI 3.1, cancelación tras el ingreso por condición médica preexistente ("*Cancellation after arrival pre-existing medical condition*"),

- CI 3.2, cancelación tras el ingreso, por condición médica aguda ("*Cancellation after arrival-acute medical condition*") y

- CI 3.3, cancelación tras el ingreso por razón administrativa/organizativa ("*Cancellation after arrival-administrative/organisational reasons*").

Se dividen las categorías descritas como causas de cancelación en el Servicio de CGD del HUSC en cuatro subgrupos para hacerlas comparables a los indicadores clínicos de la ACHS. Su correspondencia se describe a continuación:

- Cancelaciones por no comparecencia del paciente comparable con CI 2.1.
- Cancelación tras el ingreso por aparición de un proceso intercurrente y agudo comparable con CI 3.1 y CI 3.2.
- La suma de casos por cancelación tras el ingreso por preparación incorrecta y falta de recursos comparable con CI 3.3.

La decisión personal del paciente tras el ingreso no queda contemplada en esta comparación.

III. ANÁLISIS ESTADÍSTICO

Para el contraste de hipótesis, se ha utilizado el método del Chi cuadrado (χ^2) para comparación de proporciones de muestras independientes.

La significación estadística se ha establecido para contraste a dos colas (α=0,05; β=0,2). Los análisis estadísticos se han realizado con el programa Epitat 4.1 [55].

La metodología de análisis estadístico específica que se ha empleado para el desarrollo de cada objetivo se especifica a continuación:

A. Análisis estadístico del Objetivo 1

1. Análisis de la evolución temporal del IA del Servicio de CGD del HUSC

Para analizar la evolución temporal del IA del Servicio de CGD del HUSC, se ha comparado el IA de cada año con respecto al año anterior, con el cálculo de dos indicadores estadísticos utilizando técnicas estadísticas de comparación de dos proporciones independientes:

1) Modificación relativa del IA en el Servicio de CGD del HUSC de un año con respecto al año anterior, mediante un cálculo de Razón de Proporciones (RP) equivalente al riesgo relativo en epidemiología clínica. La fórmula de cálculo ha sido la siguiente:

$RP = [CMA_n/(CMA_n+ICI_n)]/[CMA_{n-1}/(CMA_{n-1}+ICI_{n-1})]$, siendo CMA_n el número de intervenciones realizadas con CMA en el año n, ICI_n el número de intervenciones realizadas con ingreso en el año n, CMA_{n-1} el número de intervenciones realizadas con CMA en el año anterior al año n, e ICI_{n-1} el número de intervenciones realizadas con ingreso en el año anterior al año n.

En términos de epidemiología clínica, esta RP expresa la probabilidad de que un paciente reciba un procedimiento quirúrgico por CMA en un año determinado con respecto a la probabilidad de haberlo recibido el año anterior.

En el contexto de esta tesis doctoral, una RP<1 indicaría que en el año n, se ha realizado una proporción menor de cirugía con CMA que en el año n-1, mientras que una RP>1 indicaría que en el año n, se ha realizado una proporción mayor de cirugía con CMA que en el año n-1. Por ejemplo, una RP de 1,12 en el año 2008 significa que el IA se ha multiplicado por 1,12 en el año 2008 con respecto al año 2007.

2) Diferencia absoluta del IA en el Servicio de CGD del HUSC de un año con respecto al año anterior mediante un cálculo de Diferencia de Proporciones (DP) equivalente a lo que en epidemiología clínica es la reducción absoluta de riesgo.

La fórmula de cálculo ha sido la siguiente:

$$DP = [CMA_n/(CMA_n+ICI_n)]-[CMA_{n-1}/(CMA_{n-1}+ICI_{n-1})].$$

En términos de epidemiología clínica, esta DP expresa la diferencia entre la probabilidad de que un paciente reciba un procedimiento quirúrgico por CMA en un año determinado respecto a la probabilidad de haberlo recibido el año anterior.

En el contexto de esta tesis doctoral, una DP negativa (DP<0) indicaría que en el año n, en el HUSC, se ha realizado una proporción menor de cirugía con CMA que en el año n-1, mientras que una DP>0 indicaría que en el año n, se ha realizado una proporción mayor de cirugía con CMA que en el año n-1. Por ejemplo, una DP de +6,23% en el año 2008 significa que el IA ha aumentado un 6,23% en el año 2008 con respecto al año 2007.

2. Análisis comparativo del IA del Servicio de CGD del HUSC con respecto al SNS

Para comparar el IA del Servicio de CGD del HUSC con respecto al SNS, se ha comparado el IA de cada año del Servicio de CGD del HUSC con respecto al IA de ese mismo año del SNS. Para la comparación, se han calculado dos indicadores estadísticos utilizando técnicas estadísticas de comparación de dos proporciones independientes:

1) IA relativo del Servicio de CGD del HUSC con respecto al IA del SNS de cada año, mediante un cálculo de RP.

La fórmula de cálculo ha sido la siguiente:

$RP = CMAHUSC_n/(CMAHUSC_n+ICIHUSC_n)]/[CMASNS_n/(CMASNS_n+ICISNS_n)]$,

siendo $CMAHUSC_n$ el número de intervenciones realizadas con CMA en el Servicio de CGD del HUSC en el año n, $ICIHUSC_n$ el número de intervenciones realizadas con ingreso en el Servicio de CGD del HUSC en el año n, $CMASNS_n$ el número de intervenciones realizadas con CMA en el SNS en el año n, e $ICISNS_n$ el número de intervenciones realizadas con ingreso en el SNS en el año n.

En términos de epidemiología clínica, esta RP expresa la probabilidad de que un paciente reciba un procedimiento quirúrgico por CMA en el Servicio de CGD del HUSC con respecto a la probabilidad de que lo reciba en el SNS.

En el contexto de esta tesis doctoral, una RP<1 indicaría que en el año n, se ha realizado una proporción menor de cirugía con CMA en el Servicio de CGD del HUSC que en el SNS, mientras que una RP>1 indicaría que en el año n, se ha realizado una proporción mayor de cirugía con CMA en el Servicio de CGD del HUSC que en el SNS. Por ejemplo, una RP de 1,78 en el año 2006 significa que el IA en el Servicio de CGD del HUSC es 1,78 veces mayor que en el SNS en el año 2006.

2) Diferencia absoluta del IA del HUSC con respecto al SNS mediante un cálculo de DP.

La fórmula de cálculo ha sido la siguiente:

$$DP = [CMAHUSC_n/(CMAHUSC_n+ICIHUSC_n)]-[CMASNS_n/(CMASNS_n+ICISNS_n)],$$

siendo $CMAHUSC_n$ el número de intervenciones realizadas con CMA en el Servicio de CGD del HUSC en el año n, $ICIHUSC_n$ el número de intervenciones realizadas con ingreso en el Servicio de CGD del HUSC en el año n, $CMASNS_n$ el número de intervenciones realizadas con CMA en el SNS en el año n, e $ICISNS_n$ el número de intervenciones realizadas con ingreso en el SNS en el año n.

En términos de epidemiología clínica, esta DP expresa la diferencia entre la probabilidad de que un paciente reciba un procedimiento quirúrgico por CMA en un año determinado en el Servicio de CGD del HUSC respecto a la probabilidad de recibirlo en el SNS.

En el contexto de esta tesis doctoral, una DP negativa (DP<0) indicaría que en el año n, se ha realizado una proporción menor de cirugía con CMA en el Servicio de CGD del HUSC que en el SNS, mientras que una DP>0 indicaría que en el año n, se ha realizado una proporción mayor de cirugía con CMA en el Servicio de CGD del HUSC que en el SNS. Por ejemplo, una DP de +28,00% en el año 2006 significa que el IA es un 28% mayor en el Servicio de CGD del HUSC que en el SNS en el año 2006.

Como no se dispone de datos del volumen de intervenciones quirúrgicas realizadas en el SNS para el año 2013 [45], pero sí del IA del SNS de 2013 [46], se asumió que el número de intervenciones realizadas por CMA en el SNS en 2013 fue el mismo que en 2012, y el número de intervenciones realizadas con ingreso se calculó proporcionalmente, de manera que se mantuviese para 2013 el IA oficial del SNS [46].

3. Análisis comparativo del IA del Servicio de CGD del HUSC con respecto a la Comunidad de Madrid

Para comparar el IA del Servicio de CGD del HUSC con respecto a la Comunidad de Madrid, se ha comparado el IA de cada año del Servicio de CGD del HUSC con el IA de ese mismo año de la Comunidad de Madrid. Para la comparación, se han calculado dos indicadores estadísticos utilizando técnicas estadísticas de comparación de dos proporciones independientes:

1) IA relativo del HUSC con respecto al IA de la Comunidad de Madrid de cada año, mediante un cálculo de RP.

La fórmula de cálculo ha sido la siguiente:

$$RP = [CMAHUSC_n/(CMAHUSC_n+ICIHUSC_n)]/[CMACOM_n/(CMACOM_n+ICICOM_n)],$$

siendo $CMAHUSC_n$ el número de intervenciones realizadas con CMA en el HUSC en el año n, $ICIHUSC_n$ el número de intervenciones realizadas con ingreso en el HUSC en el año n, $CMACOM_n$ el número de intervenciones realizadas con CMA en la Comunidad de Madrid en el año n, e $ICICOM_n$ el número de intervenciones realizadas con ingreso en la Comunidad de Madrid en el año n.

En términos de epidemiología clínica, esta RP expresa la probabilidad de que un paciente reciba un procedimiento quirúrgico por CMA en el Servicio de CGD del HUSC con respecto a la probabilidad de que lo reciba en Comunidad de Madrid.

En el contexto de esta tesis doctoral, una $RP<1$ indicaría que en el año n, se ha realizado una proporción menor de cirugía con CMA en el HUSC que en la Comunidad de Madrid, mientras que una $RP>1$ indicaría que en el año n, se ha realizado una proporción mayor de cirugía con CMA en el Servicio de CGD del HUSC que en la Comunidad de Madrid. Por ejemplo, una RP de 1,49 en el año 2006 significa que el IA en el HUSC es 1,49 veces mayor que en la Comunidad de Madrid en el año 2006.

2) Diferencia absoluta del IA del Servicio de CGD del HUSC con respecto a la Comunidad de Madrid mediante un cálculo de DP.

La fórmula de cálculo ha sido la siguiente:

$$DP= [CMAHUSC_n/(CMAHUSC_n+ICIHUSC_n)]-[CMACOM_n/(CMASNS_n+ICICOM_n)],$$

siendo $CMAHUSC_n$ el número de intervenciones realizadas con CMA en el Servicio de CGD del HUSC en el año n, $ICIHUSC_n$ el número de intervenciones realizadas con ingreso en el Servicio de CGD del HUSC en el año n, $CMACOM_n$ el número de intervenciones realizadas con CMA en la Comunidad de Madrid en el año n, e $ICICOM_n$ el número de intervenciones realizadas con ingreso en la Comunidad de Madrid en el año n.

En términos de epidemiología clínica, esta DP expresa la diferencia entre la probabilidad de que un paciente reciba un procedimiento quirúrgico por CMA en un año determinado en el Servicio de CGD del HUSC respecto a la probabilidad de recibirlo en la Comunidad de Madrid.

En el contexto de esta tesis doctoral, una DP negativa (DP<0) indicaría que en el año n, se ha realizado una proporción menor de cirugía con CMA en el Servicio de CGD del HUSC que en la Comunidad de Madrid, mientras que una DP>0 indicaría que en el año n, se ha realizado una proporción mayor de cirugía con CMA en el HUSC que en la Comunidad de Madrid. Por ejemplo, una DP de +21,15% en el año 2006 significa que el IA es un 21,15% mayor en el Servicio de CGD del HUSC que en la Comunidad de Madrid en el año 2006.

Como no se dispone de datos del volumen de intervenciones quirúrgicas realizadas en la Comunidad de Madrid para el año 2013, pero sí del IA de la Comunidad de Madrid de 2013, se asumió que el número de intervenciones realizadas por CMA en la Comunidad de Madrid en 2013 fue el mismo que en 2012, y el número de intervenciones realizadas con ingreso se calculó proporcionalmente, de manera que se mantuviese para 2013 el IA oficial de la Comunidad de Madrid [49].

Cálculo del tamaño muestral

Para el cálculo del tamaño muestral se partió de la hipótesis estadística: existe una diferencia de proporciones del 5% en el IA del Servicio de CGD del HUSC con respecto a la media del IA de los hospitales españoles. Para garantizar que esta diferencia se encontraría, en caso de que existiese, se utilizó una aproximación conservadora.

Se asumió el supuesto de máxima indeterminación (p=q=0,5), por lo que se asumió que el IA del HUSC sería del 52,5%, mientras que el IA promedio en hospitales españoles sería de 47,5% (diferencia del 5%).

Con estas asunciones, sería necesario disponer, en los años en que se comparase el IA del Servicio de CGD del HUSC con la media nacional, de al menos 1.566 pacientes intervenidos en el Servicio de CGD del HUSC y al menos 1.566 pacientes recogidos en los registros de los hospitales españoles (test de contraste de hipótesis a dos colas; α=0,05; β=0,2).

Para garantizar que se disponía de este tamaño muestral para la viabilidad de la tesis, se comprobó que para el año 2013, los pacientes intervenidos quirúrgicamente en el

HUSC fueron 1.990 (ver tabla 7), y en el conjunto de los hospitales españoles 2.837.673 [50].

B. Análisis estadístico del Objetivo 2

En el Objetivo 2, el análisis estadístico se ha realizado para comparar el IS por procedimientos de hernia y hemorroidectomía del Servicio de CGD del HUSC con respecto al SNS. Para la comparación del IS de hernia, se han calculado dos indicadores estadísticos utilizando técnicas estadísticas de comparación de dos proporciones independientes:

1) IS relativo del Servicio de CGD del HUSC con respecto al IS del SNS de cada año, mediante un cálculo de RP. La fórmula de cálculo ha sido la siguiente:

   $RP = [(CMAHerniaHUSC_n/HerniaHUSC_n)]/[CMAHerniaSNS_n/(HerniaSNS_n)]$,

   siendo $CMAHerniaHUSC_n$ el número de intervenciones de hernia realizadas con CMA en el Servicio de CGD del HUSC en el año n, $HerniaHUSC_n$ el número total de intervenciones de hernia realizadas en el Servicio de CGD del HUSC en el año n, $CMAHerniaSNS_n$ el número de intervenciones de hernia realizadas con CMA en el SNS en el año n, y $HerniaSNS_n$ el número total de intervenciones de hernia realizadas en el SNS en el año n. En términos de epidemiología clínica, esta RP expresa la probabilidad de que un paciente reciba tratamiento quirúrgico por CMA para su hernia en el Servicio de CGD del HUSC con respecto a la probabilidad de que lo reciba en el SNS.

En el contexto de esta tesis doctoral, una RP <1 indicaría que en el año n, se ha realizado una proporción menor de cirugía de hernia por CMA en el Servicio de CGD del HUSC que en el SNS, mientras que una RP>1 indicaría que en el año n, se ha realizado una proporción mayor de cirugía de hernia con CMA en el Servicio de CGD del HUSC que en el SNS. Por ejemplo, una RP de 1,94 en el año 2008 significa que el IS de hernia en el HUSC es 1,94 veces mayor que en el SNS en el año 2006.

2) Diferencia absoluta del IS del Servicio de CGD del HUSC con respecto al SNS mediante un cálculo de DP. La fórmula de cálculo ha sido la siguiente:

$DP = [(CMAHerniaHUSC_n/HerniaHUSC_n)]-[CMAHerniaSNS_n/(HerniaSNS_n)]$,

siendo $CMAHerniaHUSC_n$ el número de intervenciones de hernia realizadas con CMA en el HUSC en el año n, $HerniaHUSC_n$ el número total de intervenciones de hernia realizadas en el Servicio de CGD del HUSC en el año n, $CMAHerniaSNS_n$ el número de intervenciones de hernia realizadas con CMA en el SNS en el año n, y $HerniaSNS_n$ el número total de intervenciones de hernia realizadas en el SNS en el año n.

En términos de epidemiología clínica, esta DP expresa la diferencia entre la probabilidad de que un paciente reciba tratamiento quirúrgico por CMA para su hernia en el Servicio de CGD del HUSC con respecto a la probabilidad de que lo reciba en el SNS.

En el contexto de esta tesis doctoral, una DP negativa (DP<0) indicaría que en el año n, se ha realizado una proporción menor de cirugía de hernia con CMA en el

Servicio de CGD del HUSC que en el SNS, mientras que una DP>0 indicaría que en el año n, se ha realizado una proporción mayor de cirugía de hernia con CMA en el Servicio de CGD del HUSC que en el SNS. Por ejemplo, una DP de +36,94% en el año 2008 significa que el IS de hernia es un 36,94% mayor en el Servicio de CGD del HUSC que en el SNS en el año 2008.

Como sólo se dispone de datos del volumen de intervenciones quirúrgicas realizadas en el SNS para los años 2007 y 2008 [51], pero sí del IS de hernia del SNS para todos los años de 2006 a 2013 [49], se asumió que el número de intervenciones de hernia realizadas en el SNS, en los años en que no se conoce, fue menor (25.000) que la menor cifra conocida (27.400 para el año 2008), y el número de intervenciones de hernia realizadas por CMA se calculó proporcionalmente, de manera que se mantuviese para todos los años el IS oficial del SNS [49]. De esta manera se utiliza una aproximación conservadora que no infraestima el intervalo de confianza del IS de hernia del SNS, y por tanto no sobreestima la probabilidad de encontrar una diferencia estadísticamente significativa con respecto al IS de hernia del HUSC.

Para la comparación del IS de hemorroidectomía, se han calculado dos indicadores estadísticos utilizando técnicas estadísticas de comparación de dos proporciones independientes:

1) IS relativo del Servicio de CGD del HUSC con respecto al IS del SNS de cada año, mediante un cálculo de RP. La fórmula de cálculo ha sido la siguiente:

$$RP = [(CMAHemorHUSC_n/HemorHUSC_n)]/[CMAHemorSNS_n/(HemorSNS_n)],$$

siendo $CMAHemorHUSC_n$ el número de hemorroidectomías realizadas con CMA en el Servicio de CGD del HUSC en el año n, $HemorHUSC_n$ el número total de hemorroidectomías realizadas en el Servicio de CGD del HUSC en el año n, $CMAHemorSNS_n$ el número de hemorroidectomías realizadas con CMA en el SNS en el año n, y $HemorSNS_n$ el número total de hemorroidectomías realizadas en el SNS en el año n.

En términos de epidemiología clínica, esta RP expresa la probabilidad de que un paciente reciba tratamiento quirúrgico por CMA para sus hemorroides en el Servicio de CGD del HUSC con respecto a la probabilidad de que lo reciba en el SNS.

En el contexto de esta tesis doctoral, una RP<1 indicaría que en el año n, se ha realizado una proporción menor de hemorroidectomías por CMA en el Servicio de CGD del HUSC que en el SNS, mientras que una RP>1 indicaría que en el año n, se ha realizado una proporción mayor de hemorroidectomías con CMA en el Servicio de CGD del HUSC que en el SNS. Por ejemplo, una RP de 0,19 en el año 2008 significa que el IS de hernia en el Servicio de CGD del HUSC es el 0,19% (menos de la quinta parte) que el IS en el SNS en el año 2008.

2) Diferencia absoluta del IS del Servicio de CGD del HUSC con respecto al SNS mediante un cálculo de DP. La fórmula de cálculo ha sido la siguiente:

$$DP = [(CMAHemorHUSC_n/HemorHUSC_n)]-[CMAHemorSNS_n/(HemorSNS_n)],$$

siendo $CMAHemorHUSC_n$ el número de intervenciones de hemorroidectomías realizadas con CMA en el Servicio de CGD del HUSC en el año n, $HemorHUSC_n$ el número total de hemorroidectomías realizadas en el Servicio de CGD del HUSC en el año n, $CMAHemorSNS_n$ el número de hemorroidectomías realizadas con CMA en el SNS en el año n, y $HemorSNS_n$ el número total de hemorroidectomías realizadas en el SNS en el año n.

En términos de epidemiología clínica, esta DP expresa la diferencia probabilidad de que un paciente reciba tratamiento quirúrgico por CMA para sus hemorroides en el Servicio de CGD del HUSC con respecto a la probabilidad de que lo reciba en el SNS.

En el contexto de esta tesis doctoral, una DP negativa (DP<0) indicaría que en el año n, se ha realizado una proporción menor de hemorroidectomías con CMA en el Servicio de CGD del HUSC que en el SNS, mientras que una DP>0 indicaría que en el año n, se ha realizado una proporción mayor de hemorroidectomías con CMA en el Servicio de CGD del HUSC que en el SNS. Por ejemplo, una DP de -26,12% en el año 2008 significa que el IS de hernia es un 26,12% menor en el Servicio de CGD del HUSC que en el SNS en el año 2008.

Como sólo se dispone de datos del volumen de intervenciones quirúrgicas realizadas en el SNS para los años 2007 y 2008 [51], pero sí del IS de hemorroidectomía del SNS para todos los años de 2006 a 2013 [49], se asumió que el número de hemorroidectomías realizadas en el SNS, en los años en que no se conoce, fue menor (8.000) que la menor cifra conocida (8.134 para el año 2008), y el número de hemorroidectomías realizadas por CMA se calculó proporcionalmente, de manera que se mantuviese para todos los años el IS oficial del SNS [49]. De esta manera se utiliza una aproximación conservadora que no infraestima el intervalo de confianza del IS de hemorroidectomía del SNS, y por tanto no sobreestima la probabilidad de encontrar una diferencia estadísticamente significativa con respecto al IS de hemorroidectomía del Servicio de CGD del HUSC.

C. Análisis estadístico del Objetivo 3

En el Objetivo 3, las comparaciones se hicieron sobre los indicadores del Servicio de CGD del HUSC con respecto a los indicadores de Australia y Nueva Zelanda publicados por el ACHS [41]. La información de los indicadores del ACHS consiste en datos del número de cirugías programadas para cada indicador y la proporción, en porcentaje, de las intervenciones canceladas. Esto permite comparar los indicadores del Servicio de CGD del HUSC con los publicados por el ACHS.

Como los últimos datos publicados por el ACHS corresponden al año 2013, los indicadores del Servicio de CGD del HUSC de 2013 y 2014, se compararon con los del ACHS de 2013.

RESULTADOS

RESULTADOS

RESULTADOS DEL OBJETIVO 1

1. Descripción de la evolución de la actividad quirúrgica del Servicio de CGD del HUSC

Se incluyeron un total de 23.952 altas de procesos quirúrgicos realizados entre 2006 y 2014 en el Servicio de CGD del HUSC, incluyendo CMA, cirugía menor, y cirugía con ingreso. De ellas, 16.993 corresponden a CMA y cirugía con ingreso, que constituyen el denominador para el cálculo del IA, y 7.817 corresponden a altas con CMA, por lo que el IA acumulado durante este periodo es 54% (tabla 5).

Tabla 5. Evolución de la actividad quirúrgica en el Servicio de CGD del HUSC

	Año									
	2006	**2007**	**2008**	**2009**	**2010**	**2011**	**2012**	**2013**	**2014**	**TOTAL**
CMA	845	769	907	893	1.021	1.142	1.184	1.051	1.364	9.176
Cirugía con ingreso	476	705	646	806	1.013	1.005	1.121	939	1.106	7.817
Índice Case-Mix	**0,8075**	**0,8552**	**0,8729**	**0,8439**	**0,8641**	**0,8661**	**0,9148**	**0,9360**	**0,9358**	
TOTAL	1.321	1.474	1.553	1.699	2.034	2.147	2.305	1.990	2.470	16.993
IA (%)	**63,97**	**52,17**	**58,40**	**52,56**	**50,20**	**53,19**	**51,37**	**52,81**	**55,22**	**54,00**
Cirugía menor	521	807	1.044	977	895	994	562	495	664	6.959
TOTAL	1.842	2.281	2.597	2.676	2.929	3.141	2.867	2.485	3.134	23.952
IA considerando la cirugía menor (%)	**74,16**	**69,09**	**75,13**	**69,88**	**65,41**	**68,00**	**60,90**	**62,21**	**64,71**	**67,36**

CMA: Cirugía Mayor Ambulatoria; IA: Índice de ambulatorización.

En este periodo se ha producido un incremento de la actividad quirúrgica del Servicio de CGD del HUSC, pasando de 1.842 intervenciones en 2006 a 3.134 en 2014.

Los procedimientos con CMA han pasado de 845 en 2006 a 1.364 en 2014, es decir en el año 2014 se hicieron 519 procedimientos de CMA más que en el año 2006, lo que representa un incremento del 61,4%. El aumento de CMA se ha producido todos los años, salvo en 2007, 2009 y 2013. También ha aumentado la cirugía con ingreso que ha pasado de 476 intervenciones en 2006 a 1.106 en 2014 (incremento del 132%), creciendo en todos los años, salvo en 2008, 2011 y 2013 (tabla 5 y gráfico 1).

El índice Case-Mix experimenta una tendencia creciente pasando de 0,8645 en el año 2006 a 0,9358 en el año 2014, lo que supone un 10% más de complejidad en el periodo de análisis. Los procedimientos realizados en régimen de CMA superan a los procedimientos con ingreso en todo el periodo de estudio, como muestra el IA, que en todos los años es superior al 50%.

Gráfico 1. Evolución de la actividad quirúrgica en el Servicio de CGD del HUSC en relación al índice Case-Mix

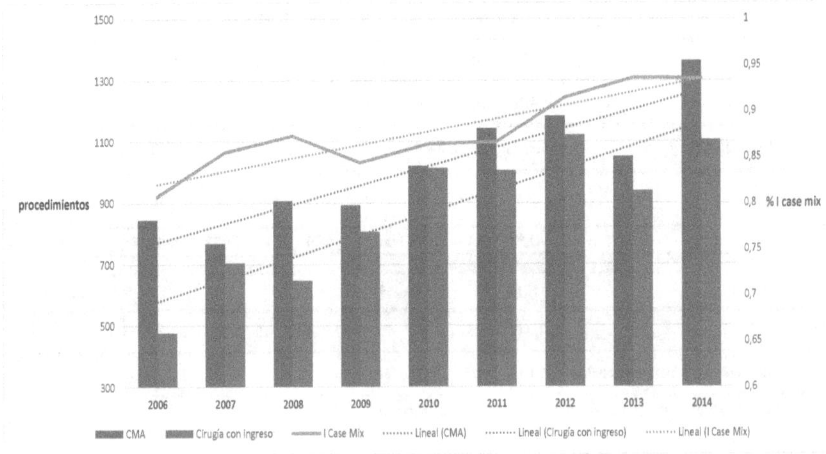

CMA: Cirugía Mayor Ambulatoria. I case mix: índice Case-Mix. Lineal: línea de tendencia

La evolución del IA en el Servicio de CGD del HUSC se muestra en la tabla 5 y en el gráfico 2. El IA tiene un máximo en el año 2006 (63,97%) y un mínimo en 2010 (50,20%).

Como se ha descrito en el apartado de Material y Métodos, para el cálculo del IA no se han incluido en el denominador los procedimientos de cirugía menor, lo que incrementaría notablemente este índice, que habría oscilado entre un mínimo de 62,21% en 2013 y un máximo de 74,16% en 2006 (tabla 5 y gráfico 2).

Gráfico 2. Evolución del IA real y añadiendo los procedimientos de cirugía menor en el Servicio de CGD del HUSC

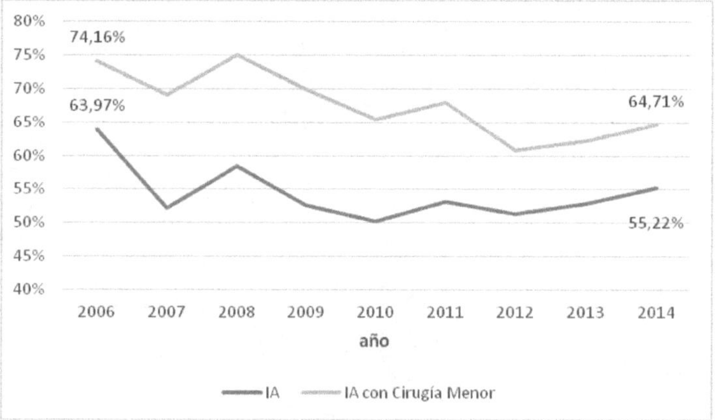

IA: Índice de ambulatorización según definición (MSC 2008). IA con Cirugía Menor: calculado incluyendo en numerador y denominador procedimientos de cirugía menor.

2. Análisis de la evolución del IA en el Servicio de CGD del HUSC

El IA no tiene una clara tendencia temporal (tabla 6 y gráfico 2). En los años 2007, 2009, 2010 y 2012, disminuyó con respecto al año anterior (RP<1; Diferencia<0), mientras que en los demás años, aumentó. Sin embargo, sólo son estadísticamente significativas (p<0,05) las diferencias que se producen en los años 2007, 2008 y 2009 con respecto al año anterior. En términos relativos, el IA en 2007 se multiplicó por 0,82 con respecto a 2006, en 2008 se multiplicó por 1,12 con respecto a 2007, y en 2009 se multiplicó por 0,90 con respecto a 2008. Es decir, con una perspectiva de epidemiología clínica, la probabilidad de que un paciente recibiese en 2007 un procedimiento quirúrgico por CMA era de 0,82 comparada con la probabilidad de recibirlo en 2006, esa probabilidad en 2008 era de 1,12 con respecto a la probabilidad de 2007, y en 2009 era de 0,90 con respecto a 2008. En términos absolutos, el IA en 2007 disminuyó un 11,80% con respecto a 2006, en 2008 aumentó un 6,23% con respecto a 2007, y en 2009 disminuyó un 5,84% con respecto a 2008.

Tabla 6. Evolución de la cirugía mayor ambulatoria en el Servicio de CGD del HUSC

	Año								
	2006	**2007**	**2008**	**2009**	**2010**	**2011**	**2012**	**2013**	**2014**
CMA	845	769	907	893	1.021	1.142	1.184	1.051	1.364
Cirugía con ingreso	476	705	646	806	1.013	1.005	1.121	939	1.106
TOTAL	1.321	1.474	1.553	1.699	2.034	2.147	2.305	1.990	2.470
IA (%)	**63,97**	**52,17**	**58,40**	**52,56**	**50,20**	**53,19**	**51,37**	**52,81**	**55,22**
Comparación respecto año previo									
Razón de proporción*		0,82	1,12	0,90	0,96	1,06	0,97	1,03	1,046
Diferencia (%)		-11,80	6,23	-5,84	-2,36	2,99	-1,82	1,45	2,41
p**		<0,0001	0,001	0,001	0,150	0,053	0,223	0,344	0,109

CMA: Cirugía Mayor Ambulatoria; IA: Índice de ambulatorización

* Probabilidad de recibir un procedimiento quirúrgico por CMA respecto a la probabilidad de recibirlo el año anterior.

** Test de la Chi cuadrado de cada año con respecto al año anterior.

3. Análisis comparativo del IA del Servicio de CGD del HUSC con la media nacional del SNS

La tendencia temporal del IA en el SNS en los últimos 8 años registrados (2006-2013) ha sido creciente: en 2006 era del 35,97% y en 2013 de 46,50%. En promedio, ha crecido el 1,5% anual.

El IA del Servicio de CGD del HUSC ha sido significativamente superior ($p<0,0001$) al IA del SNS en todos los años comparados: los años 2006 a 2013 (tabla 7, gráfico 3). En términos relativos, la diferencia máxima se produjo en el año 2006, en el que el IA en el Servicio de CGD del HUSC (63,97%) multiplicó por 1,78 el IA del SNS (35,97%). Es decir, en el año 2006, la probabilidad de que un sujeto recibiese una intervención quirúrgica mediante CMA en el Servicio de CGD del HUSC era 1,78 veces mayor que la probabilidad de que lo recibiese en el conjunto del SNS. La diferencia mínima se produjo en el año 2012, en el que el IA en el Servicio de CGD del HUSC (51,37%) multiplicó por 1,14 el IA del SNS (45,19%). Es decir, en el año 2012, la probabilidad de que un sujeto recibiese una intervención quirúrgica mediante CMA en el Servicio de CGD del HUSC era 1,14 veces mayor que la probabilidad de que lo recibiese en el conjunto del SNS (tabla 7). En términos absolutos, en el año 2006, la diferencia entre el IA del Servicio de CGD del HUSC y el IA del SNS fue del 28%, y en el año 2012, esa diferencia fue del 6,18% (tabla 7).

Tabla 7. Comparación del Índice de Ambulatorización del Servicio de CGD del HUSC con la media nacional (SNS)

		Año							
		2006	**2007**	**2008**	**2009**	**2010**	**2011**	**2012**	**2013**
HUSC	**CMA**	845	769	907	893	1.021	1.142	1.184	1.051
	CCI	476	705	646	806	1.013	1.005	1.121	939
	TOTAL	1.321	1.474	1.553	1.699	2.034	2.147	2.305	1.990
	IA (%)	**63,97**	**52,17**	**58,40**	**52,56**	**50,20**	**53,19**	**51,37**	**52,81**
Nacional (SNS)	**CMA**	1.290.575	1.306.339	1.329.861	1.340.866	1.336.550	1.314.621	1.319.518	1.319.518*
	CCI	2.297.345	2.043.248	1.957.805	1.826.783	1.768.817	1.677.915	1.600.416	1.518.155
	TOTAL	3.587.920	3.349.587	3.287.666	3.167.649	3.105.367	2.992.536	2.919.934	2.837.673
	IA (%)	**35,97**	**39,00**	**40,45**	**42,33**	**43,04**	**43,93**	**45,19**	**46,50**
Comparación HUSC/ SNS	**RP****	1,78	1,34	1,44	1,24	1,17	1,21	1,14	1,14
	Diferencia (%)	28,00	13,17	17,95	10,23	7,16	9,26	6,18	6,31
	p***	<0,0001	<0,0001	<0,0001	<0,0001	<0,0001	<0,0001	<0,0001	<0,0001

HUSC: Hospital Universitario Santa Cristina; CMA: Cirugía Mayor Ambulatoria; CCI: Cirugía con ingreso; IA: Índice de ambulatorización; SNS: Sistema Nacional de Salud; RP: Razón de proporciones.

* Se asume el mismo número de CMA en 2013 que el año 2012 para mantener el IA oficial de media nacional de 2013 de 46,50%.

** Probabilidad de recibir un procedimiento quirúrgico por CMA en el HUSC respecto a la probabilidad de recibirlo en España.

*** Test de la Chi cuadrado.

En el gráfico 3 se expone la tendencia cambiante de la curva de ambulatorización del Servicio de CGD del HUSC tras la exclusión del año 2006. Este año supone un incremento del IA no objetivado posteriormente, lo que determina una tendencia muy decreciente a la curva que tiende a igualarse a los índices nacionales y autonómicos. Su exclusión, al no considerarse representativa, determina la estabilidad tanto en el índice como en la diferencia con los referentes comparativos.

Gráfico 3. Evolución del IA en el Servicio de CGD del HUSC, SNS y Comunidad de Madrid (sin inclusión del año 2006)

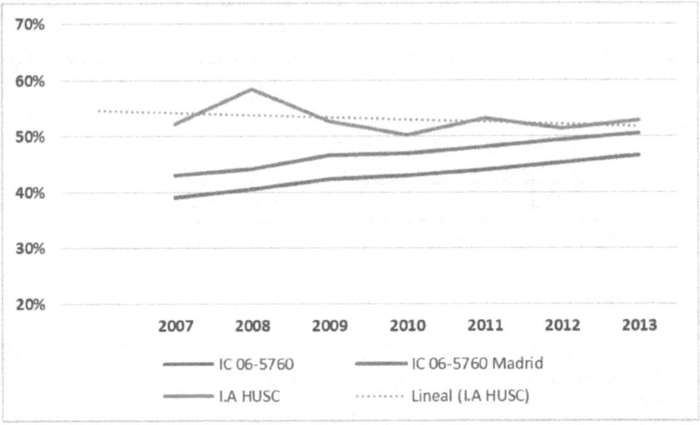

IA: Índice de ambulatorización; HUSC: Hospital Universitario Santa Cristina; IC 06-5760: Indicador Clave del Sistema Nacional de Salud "Porcentaje de ambulatorización quirúrgica en el Sistema Nacional de Salud"; IC 06-5760 Madrid: Indicador Clave del Sistema Nacional de Salud "Porcentaje de ambulatorización quirúrgica en el Sistema Nacional de Salud" en la Comunidad Autónoma de Madrid. Lineal: Línea de tendencia.

4. Análisis comparativo del IA del Servicio de CGD del HUSC con la Comunidad de Madrid

La tendencia temporal del IA en la Comunidad de Madrid en los últimos 8 años registrados (2006-2013) ha sido creciente: en 2006 era del 42,82% y en 2013 de 50,52% (tabla 8). En promedio, ha crecido el 1,1% anual.

El IA del Servicio de CGD del HUSC ha sido significativamente superior ($p<0,05$) al IA de la Comunidad de Madrid en todos los años comparados (2006 a 2013), excepto en el año 2012 (tabla 7, gráfico 3). En términos relativos, la diferencia máxima se produjo en el año 2006, en el que el IA en el Servicio de CGD del HUSC (63,97%) multiplicó por 1,49 el IA de la Comunidad de Madrid (42,82%). Es decir, en el año 2006, la probabilidad de que un sujeto recibiese una intervención quirúrgica mediante CMA en el Servicio de CGD del HUSC era 1,49 veces mayor que la probabilidad de que lo recibiese en la Comunidad de Madrid. La diferencia mínima se produjo en el año 2012, en el que el IA en el Servicio de CGD del HUSC (51,37%) multiplicó por 1,04 el IA de la Comunidad de Madrid (49,39%). Esta diferencia, aunque roza la significación estadística, no llega a ser estadísticamente significativa ($p=0,058$). Es decir, en todos los años, salvo en 2012, la probabilidad de que un sujeto recibiese una intervención quirúrgica mediante CMA en el Servicio de CGD del HUSC fue mayor que la probabilidad de que lo recibiese en el conjunto de la Comunidad de Madrid (tabla 8). En términos absolutos, en el año 2006, la diferencia entre el IA del Servicio de CGD del HUSC y el IA del Comunidad de Madrid fue del 21,15% ($p<0,0001$), la máxima en el periodo analizado, mientras que en el año 2012, esa diferencia fue del 1,98%, pero esa diferencia no alcanzó la significación estadística. Sin embargo, en el último año comparado (2013), la diferencia entre el IA del

Servicio de CGD del HUSC y el IA del Comunidad de Madrid fue del 2,29% (p<0,005) (tabla 8, gráfico 4).

Tabla 8. Comparación del Índice de Ambulatorización del Servicio de CGD del HUSC con la Comunidad de Madrid

		Año							
		2006	2007	2008	2009	2010	2011	2012	2013
HUSC	CMA	845	769	907	893	1.021	1.142	1.184	1.051
	CCI	476	705	646	806	1.013	1.005	1.121	939
	TOTAL	1.321	1.474	1.553	1.699	2.034	2.147	2.305	1.990
	IA (%)	**63,97**	**52,17**	**58,40**	**52,56**	**50,20**	**53,19**	**51,37**	**52,81**
Comunidad de Madrid	CMA	136.529	145.100	171.701	180.100	234.670	243.482	251.177	251.177*
	CCI	182.315	192.577	216.763	206.464	265.586	263.033	257.381	246.006
	TOTAL	318.844	337.677	388.464	386.564	500.256	506.515	508.558	497.183
	IA (%)	**42,82**	**42,97**	**44,20**	**46,59**	**46,91**	**48,07**	**49,39**	**50,52**
Comparación HUSC/ Comunidad de Madrid	RP**	1,49	1,21	1,32	1,13	1,07	1,11	1,04	1,05
	Diferencia (%)	21,15	9,20	14,20	5,97	3,29	5,12	1,98	2,29
	p***	<0,0001	<0,0001	<0,0001	<0,0001	0,003	<0,0001	0,058	0,041

HUSC: Hospital Universitario Santa Cristina; CMA: Cirugía Mayor Ambulatoria; CCI: Cirugía con ingreso; IA: Índice de ambulatorización; RP: Razón de proporciones.

* Se asume el mismo número de CMA que el año 2012 para mantener el IA oficial de la Comunidad de Madrid de 2013, de 50,52%.

** Probabilidad de recibir un procedimiento quirúrgico por CMA en el HUSC respecto a la probabilidad de recibirlo en la Comunidad de Madrid.

*** Test de la Chi cuadrado.

Gráfico 4. Diferencias entre el IA del Servicio de CGD del HUSC, el SNS y la Comunidad de Madrid

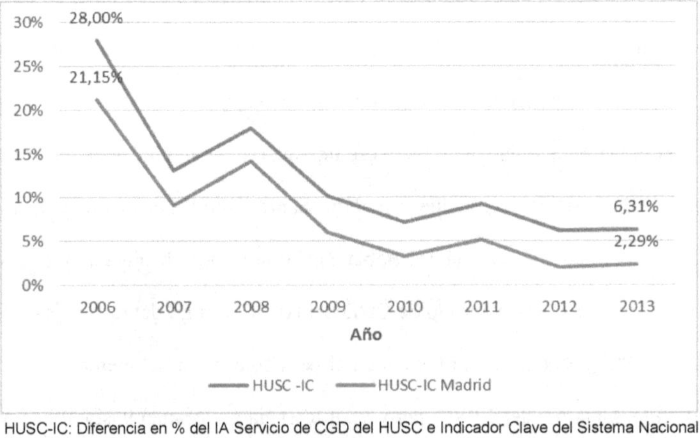

HUSC-IC: Diferencia en % del IA Servicio de CGD del HUSC e Indicador Clave del Sistema Nacional de Salud "Porcentaje de ambulatorización quirúrgica en el Sistema Nacional de Salud"; HUSC-IC Madrid: Diferencia en % del IA Servicio CGD del HUSC e Indicador Clave del Sistema Nacional de Salud "Porcentaje de ambulatorización quirúrgica en el Sistema Nacional de Salud" en la Comunidad Autónoma de Madrid.

RESULTADOS DEL OBJETIVO 2

1. Descripción del IS por procedimientos del Servicio de CGD del HUSC

Se incluyeron un total de 23.952 altas de procesos quirúrgicos realizados entre 2006 y 2014 en el Servicio de CGD del HUSC, incluyendo CMA, cirugía menor y cirugía con ingreso.

En la tabla 9, se detalla el IS de todos los procedimientos realizados en CMA en el Servicio de CGD del HUSC.

Tabla 9. IS de las intervenciones realizadas en régimen de CMA en el Servicio de CGD del HUSC

Procedimiento	2006	2007	2008	2009	2010	2011	2012	2013	2014	Media
H. I. Unilateral	91,01%	89,30%	86,84%	85,53%	73,94%	76,76%	72,60%	78,43%	82,52%	81,88%
H. I. Unilateral Rec.	64,70%	45,83%	62,50%	60,87%	72,22%	63,41%	45,00%	60,52%	65,63%	60,08%
H.I. Bilateral	46,27%	8,82%	35,05%	22,47%	31,63%	35,54%	24,40%	26,66%	44,63%	30,61%
H. I. Bilateral Rec.	16,70%	25,00%	0,00%	14,29%	5,00%	0,00%	12,50%	11,11%	16,67%	11,25%
H. Umbilical	92,31%	93,07%	93,42%	89,71%	84,92%	81,78%	81,40%	86,57%	88,26%	87,94%
H. Crural		85,71%	87,50%	100,00%	79,31%	90,48%	64,70%	83,33%	61,54%	81,57%
H. Epigástrica	72,22%	64,86%	92,50%	75,93%	79,31%	70,49%	77,50%	82,08%	89,29%	78,24%
Hemorroides	18,26%	13,64%	6,14%	4,11%	2,27%	1,50%	4,20%	2,70%	4,21%	6,34%
Sinus pilonidal	99,14%	98,51%	98,31%	98,68%	86,91%	96,84%	91,40%	98,10%	98,62%	95,87%
Fístula anal	48,78%	42,86%	23,08%	11,11%	15,22%	15,22%	20,60%	18,26%	30,19%	25,04%
Fisura anal	91,20%	87,34%	87,72%	83,10%	71,93%	74,07%	78,90%	81,25%	82,93%	82,05%
Eventración	10,52%	12,33%	12,50%	7,69%	30,19%	23,42%	24,70%	27,34%	34,09%	20,31%

H: Hernia; I: Inguinal; Rec: Recidivada

Se observa que los IS medios más elevados (por encima del 80%) corresponden a hernia inguinal unilateral, hernia umbilical, hernia crural, sinus pilonidal y fisura anal. El mayor IS corresponde a sinus pilonidal con una media a lo largo de este periodo de 96,28%. En el año 2009 se ambulatorizaron el 100% de las cirugías por hernia crural. Se pueden identificar diversas patologías que tienen poca tendencia a ser tratadas de forma ambulatoria, con un IS medio inferior al 30% como los procedimientos realizados sobre fístulas anales, eventraciones, hernias bilaterales (simples y recidivadas) y las hemorroides. El IS más bajo corresponde a hemorroides, con una media inferior al 10%.

2. Descripción de la evolución del IS por procedimientos del Servicio de CGD del HUSC agrupados por GRD

1. IS *"Cirugía de la Pared":*

Se han intervenido 8.907 pacientes correspondientes a los GRD 160 y 162 lo que constituye el 37,8% de la actividad quirúrgica del servicio. Existe un aumento de procedimientos de "cirugía de la pared" realizados en este periodo (gráficos 5 y 6), que pasa de 435 a 911 para el GRD 162 y de 210 a 462 para el GRD 160. Esto supone que en el año 2014 se realizaron 476 procedimientos más que en 2006 para el GRD 162 y 252 procedimientos más para el GRD 160, lo que representa un incremento del 109% y del 120% respectivamente.

Gráfico 5. Evolución del IS correspondiente al GRD 162 en el Servicio de CGD del HUSC en relación al número de procedimientos quirúrgicos del GRD 162

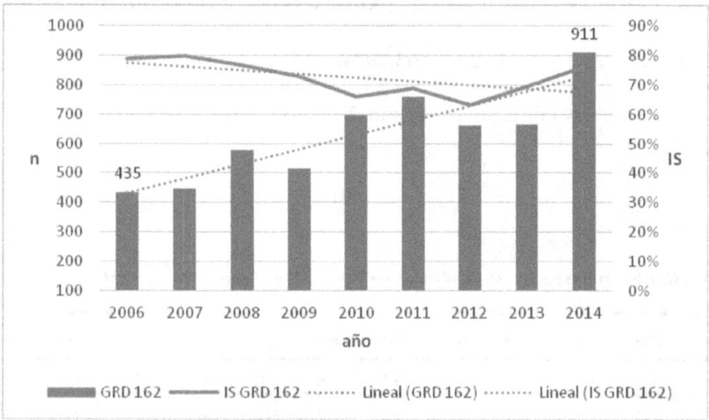

IS: Índice de sustitución; GRD: Grupos relacionados por diagnóstico; n: número de procedimientos; Lineal: Líneas de tendencia.

Gráfico 6. Evolución del IS correspondiente al GRD 160 en el Servicio de CGD del HUSC en relación al número de procedimientos quirúrgicos del GRD 160

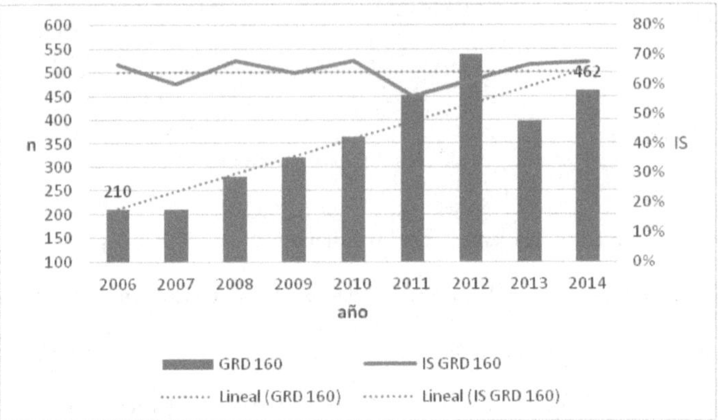

IS: Índice de sustitución; GRD: Grupos relacionados por diagnóstico; n: número de procedimientos; Lineal: Línea de tendencia

El IS para los GRD 160 y 162 es superior al 55% en todo el estudio (tabla 10, gráficos 5 y 6) siendo mayor para el GRD 162, con una media en los 9 años del 71,97% frente 64,05% del IS GRD 160. La evolución del IS GRD 162 sufre una discreta tendencia al decrecimiento mientras que el del 160 se mantiene estable. El valor mínimo para el GRD 162 se registra en el año 2012 (63,29%) y el máximo en el 2007 (80%). En el GRD 160 el valor mínimo corresponde al año 2011 (55,97%) y el máximo al 2010 (68,04%).

Tabla 10. IS de GRD 162 y 160 correspondientes a "Cirugía de la Pared" del Servicio de CGD del HUSC

		2006	2007	2008	2009	2010	2011	2012	2013	2014	Total
GRD 162	n total	435	445	579	517	698	760	662	665	911	5.672
	n CMA	344	356	444	377	462	524	419	463	693	4.082
	IS 162	**79,08%**	**80,00%**	**76,68%**	**72,92%**	**66,19%**	**68,95%**	**63,29%**	**69,62%**	**76,07%**	**71,97%**
GRD 160	n total	210	211	280	320	363	452	539	398	462	3.235
	n CMA	140	127	190	205	247	253	332	265	313	2.072
	IS 160	**66,67%**	**60,19%**	**67,86%**	**64,06%**	**68,04%**	**55,97%**	**61,55%**	**66,63%**	**67,75%**	**64,05%**

IS: Índice de sustitución; GRD: Grupos relacionados por diagnóstico; CMA: Cirugía Mayor Ambulatoria; n: número de procedimientos.

2. IS *"Cirugía Proctológica"*:

Se han intervenido 4.739 pacientes correspondientes a los GRD 267 y 158 lo que representa el 19,7% de la actividad del servicio. Los procedimientos de "cirugía proctológica" para el GRD 267 realizados en este periodo oscilan entre 177, en el año 2008, y 285, en el año 2011. En 2006 se realizaron 232 procedimientos y en 2014, 218. Esto supone que el 2014 se realizaron 14 procedimientos menos lo que representa un decrecimiento de un 6% como se aprecia en la tabla 11 y el gráfico 7. Para el GRD 158, se observa una tendencia creciente (tabla 11, gráfico 8). En el año 2006 se realizaron 247 procedimientos, que ascendieron a 378 en el 2014, lo que representa un incremento del 40%.

Tabla 11. IS de GRD 267 y 158 correspondientes a "Cirugía Proctológica" en el Servicio CGD del HUSC

		Año									
		2006	**2007**	**2008**	**2009**	**2010**	**2011**	**2012**	**2013**	**2014**	**Total**
GRD 267	**n total**	232	202	177	228	275	285	280	211	218	2108
	n CMA	230	199	174	225	239	276	256	207	215	2021
	IS 267	**99,14%**	**98,51%**	**98,31%**	**98,68%**	**86,91%**	**96,84%**	**91,40%**	**98,10%**	**98,62%**	**95,87%**
GRD 158	**n total**	247	245	223	307	281	306	310	334	378	2631
	n CMA	124	108	69	75	58	76	85	89	108	792
	IS 158	**50,20%**	**44,08%**	**30,94%**	**24,43%**	**20,64%**	**24,83%**	**27,38%**	**26,64%**	**28,57%**	**30,10%**

IS: Índice de sustitución; GRD: Grupos relacionados por diagnóstico; CMA: Cirugía Mayor Ambulatoria; n: número de procedimientos.

El IS para GRD 267 se sitúa por encima del 95% en todo el periodo de estudio a excepción de los años 2010 (86,9%) y 2012 (91,4%), con una media del 95,87% (tabla 11). El IS medio para el GRD 158 es 30,1% y presenta una clara tendencia a decrecer (gráfico 8) a lo largo de los años, pasando de 50,2% en el 2006 a 28,57% en 2014. Es decir ha experimentado una caída de 21,6 puntos. Esto significa que en el año 2014 se ambulatorizaron un 43% menos los procedimientos agrupados bajo el GRD 158 que el 2006.

Gráfico 7. Evolución del IS correspondiente al GRD 267 en el Servicio de CGD del HUSC en relación al número de procedimientos quirúrgicos del GRD 267

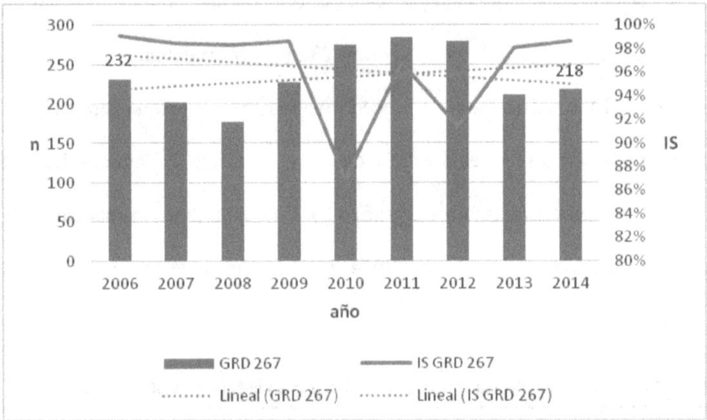

IS: Índice de sustitución; GRD: Grupos relacionados por diagnóstico; n: número de procedimientos; Lineal: Líneas de tendencia.

Gráfico 8. Evolución del IS correspondiente al GRD 158 en el Servicio de CGD del HUSC en relación al número de procedimientos quirúrgicos del GRD 158

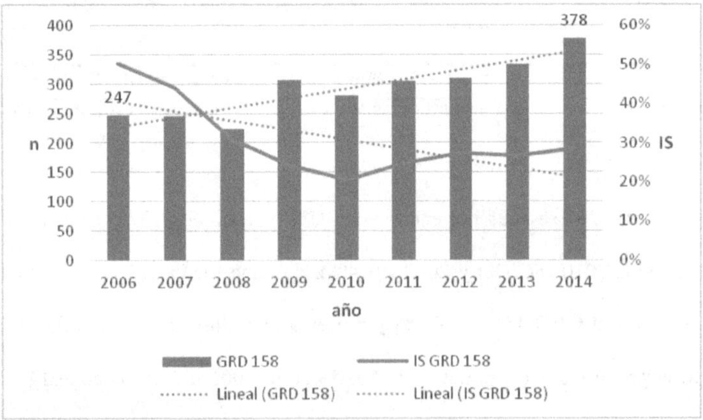

IS: Índice de sustitución; GRD: Grupos relacionados por diagnóstico; n: número de procedimientos; Lineal: Línea de tendencia.

3. Análisis comparativo de la evolución del IS por procedimientos del Servicio de CGD del HUSC con IC del SNS

a. IS *"hernia"* e IC 06-5780:

El IS de "hernia" agrupado por procedimientos en el Servicio de CGD del HUSC según el CIE-9 MC correspondiente a los códigos 53.0 y 53.17, se especifica en la tabla 12, en relación al IC 06-5780 nacional y autonómico (Comunidad de Madrid). Se intervinieron 5.506 procedimientos de "hernia" en el Servicio de CGD del HUSC en el periodo comprendido entre 2006 y 2014, lo que representa un 23% de la actividad del servicio. De ellas 3.967 se realizaron de forma ambulatoria, lo que representa un IS "hernia" medio de 72,05%.

La tendencia temporal del IC 06-5780 nacional en los últimos 8 años registrados (2006-2013) ha sido creciente: en 2006 era del 35,45% y en 2013 de 51,78%. La media es de 43,26%, lo que supone 28,78 puntos porcentuales menos que la media del IS "hernia" del Servicio de CGD del HUSC en el mismo periodo. En la Comunidad de Madrid se observa también un crecimiento en el tiempo de este indicador siendo en 2006 de 31,29% y en 2013 de 46,16%, lo que representa un incremento del 14,96%.

El IS "hernia" en el Servicio de CGD del HUSC experimenta un discreto descenso de 5,47 puntos en el periodo estudiado pasando de 81,77% en el año 2006 a 76,3% en 2014. Se observa que respecto al IC 06-5780, en el HUSC se obtienen resultados superiores (tabla 12, gráfico 9) al SNS en todo el periodo estudiado, oscilando la diferencia entre un 46,26% en 2006 y un 14,79% en 2012, siendo las diferencias estadísticamente significativas. Incluso si en los años en los que el número de intervenciones de hernia en el SNS fue estimado, el número hubiese sido menor del asumido (hasta tan sólo 50 casos anuales), las diferencias hubiesen seguido siendo estadísticamente significativas.

Con respecto a la Comunidad de Madrid, también en todos los años, la proporción de hernias operadas con CMA es mayor en el Servicio de CGD del HUSC, oscilando la diferencia entre un 51,94% en 2007 y un 19,86% en 2012. No se han podido hacer comparaciones estadísticas dado que no se han logrado obtener los números absolutos de la Comunidad de Madrid. Sin embargo, dados los números absolutos del Servicio de CGD del HUSC, resulta obvio que las diferencias entre la proporción de casos de cirugía de hernia realizadas en el Servicio de CGD del HUSC con respecto a la Comunidad de Madrid son estadísticamente significativas. En todos los años analizados, la proporción de hernias operadas con CMA es mayor en el conjunto nacional que en la Comunidad de Madrid.

Tabla 12. Comparación del IS "Cirugía de la hernia" en el Servicio de CGD del HUSC (sobre clasificación CIE-9) con el IC 06-5780 nacional y en la Comunidad de Madrid

		Año									
		2006	**2007**	**2008**	**2009**	**2010**	**2011**	**2012**	**2013**	**2014**	**TOTAL**
HUSC (IS "hernia")	**n total**	421	430	563	505	674	740	637	638	898	5.506
	n CMA	344	344	430	365	442	506	403	448	685	3.967
	(%)	**81,71**	**80,00**	**76,38**	**72,28**	**65,58**	**68,38**	**63,27**	**70,22**	**76,28**	**72,05**
SNS (IC 06-5780)	**n total***	*25.000*	28.401	27.400	*25.000*	*25.000*	*25.000*	*25.000*	*25.000*		205.801
	n CMA	8.863	10.639	10.807	10.588	11.250	11.828	12.120	12.945		89.038
	(%)	**35,45**	**37,46**	**39,44**	**42,35**	**45,00**	**47,31**	**48,48**	**51,78**		**43,26**
Comparación HUSC/ SNS	**RP****	2,30	2,14	1,94	1,71	1,46	1,45	1,30	1,36		
	Diferencia (%)	46,26	42,54	36,94	29,93	20,58	21,07	14,79	18,44		
	p***	<0,000	<0,000	<0,000	<0,000	<0,000	<0,000	<0,000	<0,000		
Madrid (IC 06-5780) (%)		**31,29**	**28,06**	**32,34**	**34,61**	**37,25**	**39,38**	**43,41**	**46,16**		
Diferencia HUSC-Madrid (%)		50,42	51,94	44,04	37,67	28,33	29,00	19,86	24,06		

HUSC: Hospital Universitario Santa Cristina; CMA: Cirugía Mayor Ambulatoria; SNS: Sistema Nacional de Salud
* Se asume que se han realizado 25.000 procedimientos en los años que no hay cifras (en letra inclinada) para mantener el % real referido en cada año.
** RP (Razón de proporciones): probabilidad de ser operado de hernia por CMA en el Servicio de CGD del HUSC respecto
a la probabilidad de serlo en España.
*** Test de la Chi cuadrado.

Gráfico 9. Evolución del IS "hernia" en el Servicio de CGD del HUSC e IC 06-5780 nacional y en la Comunidad de Madrid

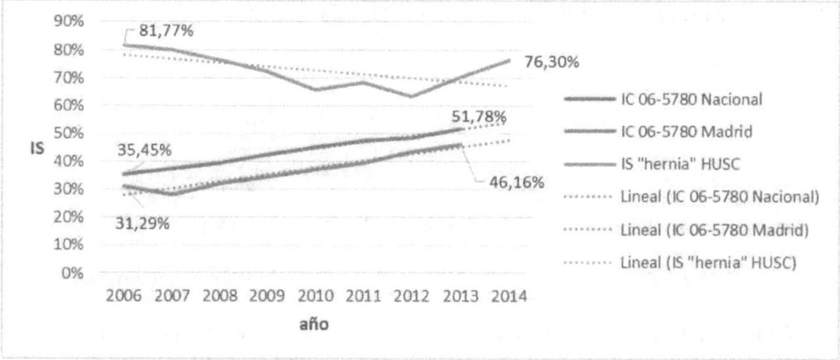

IS: Índice de sustitución; IS "hernia" HUSC: IS correspondiente a los procedimientos 53.0 y 53.17 del CIE-9 MC realizados en el HUSC; IC: Indicador clave SNS; Lineal: Línea de tendencia.

b. IS *"hemorroidectomía"* e IC 06-5840:

El IS "hemorroidectomía" agrupado por procedimientos en el Servicio de CGD del HUSC según el CIE-9 MC correspondiente al código 49.46 se especifica en la tabla 13, en relación al IC 06-5840 nacional y autonómico (Comunidad de Madrid). Se intervinieron 1.230 procedimientos de "hemorroidectomía" en el Servicio de CGD del HUSC en el periodo comprendido entre 2006 y 2014, lo que representa un 5,1% de la actividad del servicio. De ellas 72 se realizaron de forma ambulatoria, lo que representa un IS "hemorroidectomía" medio de 5,85%.

El IC 06-5840 experimenta un crecimiento constante tanto a nivel nacional como en la Comunidad de Madrid. La tendencia temporal del IC 06-5840 nacional en los últimos 8 años registrados (2006-2013) ha sido creciente (gráfico 10): en 2006 era del 28,12% y en 2013 de 40,76%. Es decir ha aumentado 12,64 puntos. En la Comunidad de Madrid se observa también un crecimiento en el tiempo de este indicador siendo en el

2006 de 17,81% y en 2013 de 27,27%, lo que representa un incremento del 9,46%. El IC 06-5840 nacional supera al autonómico en todo el periodo de estudio.

El IS "hemorroidectomía" en el Servicio de CGD del HUSC decrece significativamente pasando de 18,26% en el año 2006 a 4,21% en 2014, lo que corresponde a un descenso del 14,05%. Desde el año 2009 se sitúa por debajo del 5%. Respecto al IC 06-5840 en el Servicio de CGD del HUSC se obtienen resultados muy por debajo (tabla 13, gráfico 10) del índice autonómico y nacional, siendo la diferencia menor en el año 2006, e incrementándose a lo largo de todo el periodo de estudio.

Tabla 13. Comparación IS "Hemorroidectomía" en el Servicio de CGD del HUSC (sobre clasificación CIE-9) e IC 06-5840 nacional y en la Comunidad de Madrid

		Año									
		2006	**2007**	**2008**	**2009**	**2010**	**2011**	**2012**	**2013**	**2014**	**TOTAL**
HUSC (IS "Hemorroidectomía")	**n total**	115	110	114	146	132	133	142	148	190	1.230
	n CMA	21	15	7	6	3	2	6	4	8	72
	(%)	**18,26**	**13,64**	**6,14**	**4,11**	**2,27**	**1,50**	**4,23**	**2,70**	**4,21**	**5,85**
SNS (IC 06-5840)	**n total***	*8.000*	8.340	8.134	*8.000*	*8.000*	*8.000*	*8.000*	*8.000*		64.474
	n CMA	2.250	2.408	2.624	2.618	2.718	2.724	3.069	3.261		21.671
	(%)	**28,12**	**28,87**	**32,26**	**32,72**	**33,98**	**34,05**	**38,36**	**40,76**		**33,61**
Comparación HUSC/ SNS	**RP****	0,65	0,47	0,19	0,13	0,07	0,04	0,11	0,07		
	Diferencia (%)	-9,86	-15,23	-26,12	-28,61	-31,71	-32,55	-34,13	-38,06		
	p***	=0,025	<0,001	<0,000	<0,000	<0,000	<0,000	<0,000	<0,000		
Madrid (IC 06-5840) (%)		**17,81**	**16,15**	**19,87**	**21,93**	**23,9**	**25,65**	**27,74**	**27,27**		
Diferencia HUSC-Madrid (%)		0,45	-2,51	-13,73	-17,82	-21,63	-24,15	-23,51	-24,57		

IS: Índice de sustitución; HUSC: Hospital Universitario Santa Cristina; CMA: Cirugía Mayor Ambulatoria; SNS: Sistema Nacional de Salud; IC: Indicador clave.

* Se asume que se han realizado 8.000 procedimientos en los años que no hay cifras (en letra inclinada) para mantener el % real referido en cada año.

** RP (razón de proporciones): probabilidad de recibir una hemorroidectomía por CMA en el HUSC respecto a la probabilidad de serlo en España.

***Test de Chi cuadrado.

Gráfico 10. Evolución del IS "hemorroidectomía" en el Servicio de CGD del HUSC e IC 06-5840 nacional y en la Comunidad de Madrid

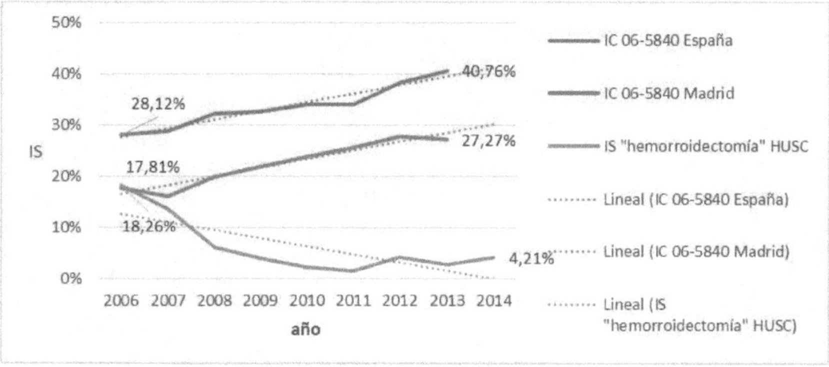

IS: Índice de sustitución; IS "hemorroidectomía" HUSC: IS correspondiente a los procedimientos 49.46 del CIE-9 MC realizados en el HUSC; IC: Indicador clave SNS. Lineal: Línea de tendencia.

RESULTADOS DEL OBJETIVO 3

1. Descripción del indicador CP de CMA en el Servicio de CGD del HUSC

Se incluyeron un total de 2.522 pacientes programados para CMA en el Servicio de CGD del HUSC en los años 2013 y 2014. De ellos, 107 intervenciones que iban a ser realizadas bajo la modalidad de CMA fueron canceladas (tabla 14) lo que representa un índice de CP de CMA del 4,24%. El índice de CP global del servicio (CMA + ingreso + cirugía menor) fue del 4,68%. En el gráfico 11 se compara la evolución en los años 2013 y 2014 de la CP en el Servicio de CGD del HUSC (CMA y global). Se observa que mientras que el porcentaje de cancelación de procedimientos global aumenta discretamente del año 2013 (4.3%) al 2014 (4,9%) en CMA permanece estable (4,2%).

Tabla 14. Cancelación de procedimientos totales y en CMA del Servicio de CGD del HUSC (años 2013 y 2014)

Año	Programados	Programados CMA	Cancelaciones totales	Cancelaciones CMA	CP global (%)	CP CMA (%)
2013	2.599	1.098	114	47	4,39	4,28
2014	3.296	1.424	162	60	4,92	4,21
TOTAL	**5.895**	**2.522**	**276**	**107**	**4,68**	**4,24**

CMA: Cirugía Mayor Ambulatoria; CP: cancelación de procedimientos.

Gráfico 11. Evolución de la CP global y en CMA del Servicio de CGD del HUSC (años 2013 y 2014)

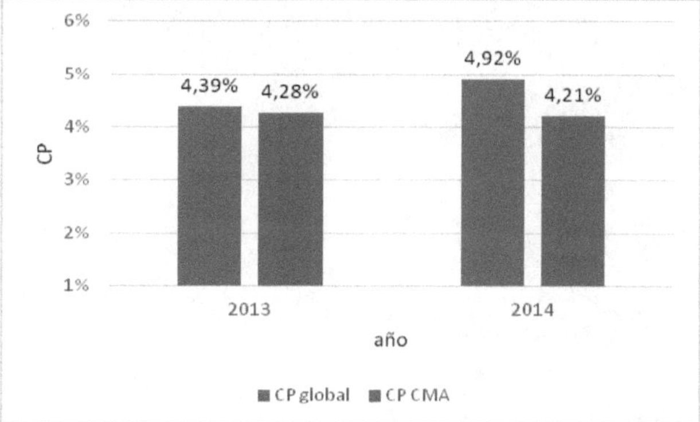

CP: Cancelación de procedimientos. CP global: Cancelación total de procedimientos del Servicio. CP CMA: Cancelaciones en CMA.

2. Descripción del indicador CP de CMA en el Servicio de CGD del HUSC por categorías

En 18 ocasiones (16,82%), la cancelación se debió a la no comparecencia del paciente, siendo la mitad de ellas debidas a decisión personal el día anterior a la intervención. El resto de las cancelaciones (83,18%) se produjeron tras el ingreso, fundamentalmente por enfermedad aguda/intercurrente (69,16%) (tabla 15).

Tabla 15. Cancelaciones en CMA del Servicio de CGD del HUSC según momento, evitabilidad y causa (años 2013 y 2014)

Momento	Evitabilidad	Causa	2013	2014	Casos totales	%*	CP (%)**
No comparecencia	Evitables	Decisión personal el día anterior a la intervención	3	6	9	8,41	
		Otras	4	5	9	8,41	
	Totales		7	11	18	**16,82**	**0,71**
Tras el ingreso	Inevitables	Enfermedad aguda/intercurrente	30	44	74	69,16	
	Evitables	Preparación incorrecta	7	4	11	10,28	
	Posiblemente Evitables	Decisión personal el día de la intervención	1	1	2	1,87	
	Difícilmente evitables	Falta de recursos	2	0	2	1,87	
	Totales		40	49	89	**83,18**	**3,53**

CP: cancelación de procedimientos.

*Respecto a las 107 cancelaciones. ** Respecto a las 2.522 intervenciones programadas por CMA.

Tabla 16. Porcentaje de cancelaciones en función de las posibilidades de prevención en el Servicio de CGD del HUSC

Causas	2013	2014	Total	Evitabilidad %*
Evitables	14	15	29	**27,10**
Inevitables	30	44	74	**69,16**
Posiblemente evitables	1	1	2	**1,87**
Difícilmente evitables	2	0	2	**1,87**

*Respecto a las 107 cancelaciones.

Las cancelaciones se deben fundamentalmente a causas inevitables (69,16%) (tabla 16). La principal causa de cancelación fue por enfermedad aguda o intercurrente, seguida de preparación incorrecta (tabla 15). En el bienio 2013-2014, 74 (69,16%)

intervenciones fueron canceladas por presentar el paciente una enfermedad aguda o intercurrente (durante el ingreso), considerada inevitable, como causa de la cancelación. Por años, esta proporción fue del 63,8% (30/47) en 2013, y 73,3% (44/60) en 2014.

De ellas la causa de cancelación fue una enfermedad aguda en el 46,7% de los casos, siendo del 40,4% en 2013, y 51,7% en 2014. En estas 50 cancelaciones, las enfermedades agudas correspondieron a 43 catarros de vías altas, 2 gastroenteritis, 2 conjuntivitis, 1 síncope, 2 casos de alergia al antibiótico aparecida en la inducción. El resto de las cancelaciones inevitables lo fueron por "causa intercurrente" (22,43%). Se consideraron como "causa intercurrente" el empeoramiento de una enfermedad de base o situación previa. De ellas 9 correspondieron a crisis hipertensivas en pacientes con hipertensión arterial, 6 reagudizaciones de enfermedad pulmonar obstructiva crónica (EPOC), 2 crisis epilépticas en pacientes epilépticos, 3 mal control glucémico en pacientes diabéticos, 1 trombosis, 1 fractura reciente y 1 tuberculosis en tratamiento.

Gráfico 12. Categorización causal de las cancelaciones en el Servicio de CGD del HUSC

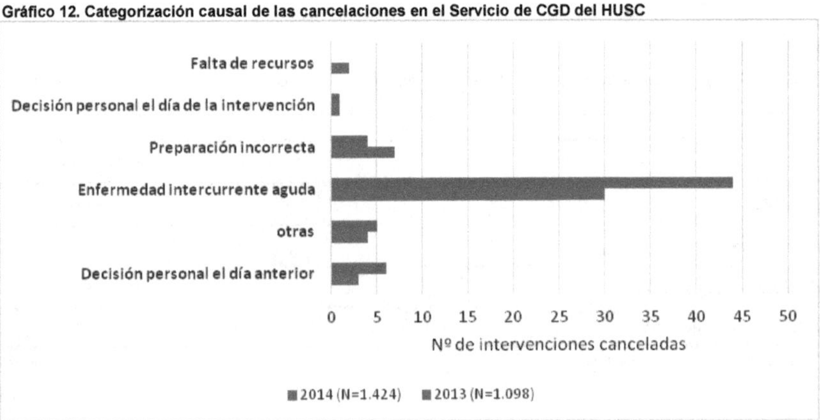

N: Nº de pacientes intervenidos en CMA.

La estacionalidad (mes) de las cancelaciones por enfermedad aguda se objetiva en el gráfico 13. Se observa un aumento de las cancelaciones por este motivo en los meses de otoño e invierno, especialmente en el invierno de 2014.

Gráfico 13. Cancelaciones por enfermedad intercurrente en función del mes en el Servicio de CGD del HUSC

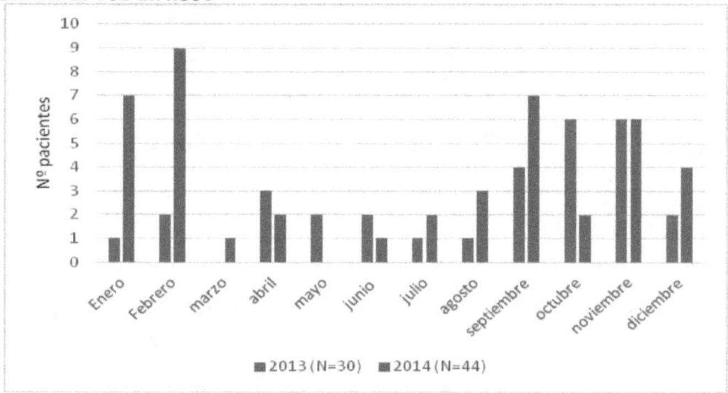

N=Nº de pacientes que presentaron enfermedad intercurrente.

Dos intervenciones (1,87%) fueron suspendidas en el año 2013 por falta de recursos, debido a huelga del personal sanitario, causa difícilmente evitable.

De entre las causas evitables, 18 pacientes (16,82%) no comparecen el día de la intervención (tabla 15). De ellos, 9 pacientes alegan decisión personal (no desean operarse). Entre los 9 pacientes que no comparecen por "otras causas" figuran los siguientes motivos: 3 por motivos familiares, 2 presentan patología aguda (infección sin especificar y vómitos), 2 figuran como no localizados y en 2 no se encuentra en la historia ninguna referencia en relación al motivo de la cancelación.

Tras el ingreso, 11 (10,28%) cancelaciones evitables lo fueron por preparación incorrecta (tabla 15). Dos se produjeron por falta de pruebas (estudio preoperatorio incompleto), 5 por no cumplimiento de instrucciones preoperatorias (2 no cumplen ayuno, 3 no suspenden medicaciones), 2 no comunican alergia al látex, 2 se consideran selección inadecuada (1 no es para CMA sino para ingreso, 1 no presenta indicación quirúrgica).

3. Comparación del indicador CP de CMA (años 2013-2014) en el Servicio de CGD del HUSC con el indicador clínico cancelación de procedimientos ACHS (año 2013)

Al comparar el indicador CP por subgrupos con los indicadores clínicos de la ACHS, se observa en primer lugar que el CP por no comparecencia en el Servicio de CGD del HUSC se sitúa en 2013 y 2014 por encima del indicador clínico CI 2.1 del año 2013, aunque sin alcanzar diferencias estadísticamente significativas (p=0,778 y p=0,282, respectivamente) (tabla 17, gráfico 14).

Tabla 17. Comparación del índice Cancelación de Procedimientos por "no comparecencia" en el Servicio de CGD del HUSC con CI 2.1 de la ACHS

	HUSC (2013)	HUSC (2014)	ACHS (2013) [CI 2.1]
Cirugías programadas	1.098	1.424	765.055
No comparecencia	7	11	4.055
% de no comparecencia	0,64%	0,77%	0,53%
p*	0,778	0,282	-

HUSC: Hospital Universitario Santa Cristina; CI 2.1: Cancelación de pacientes que no llegan a ingresar; ACHS: Consejo Australiano de Normas de Salud.

* Comparación de proporciones HUSC 2013 y 2014 vs. ACHS 2013.

Gráfico 14. Comparación del índice Cancelación de Procedimientos por "no comparecencia" en el Servicio de CGD del HUSC con CI 2.1 de la ACHS

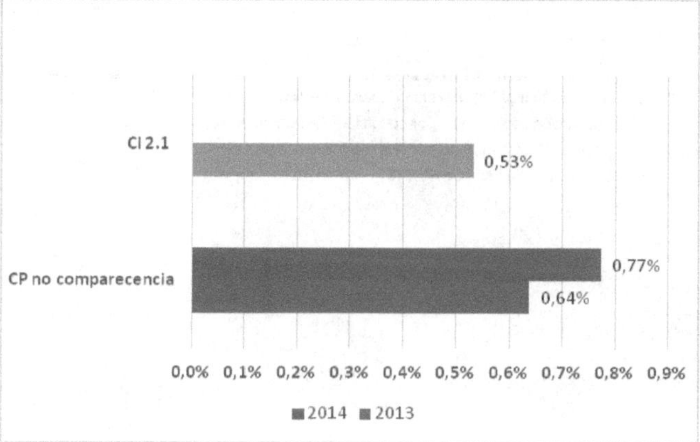

CI 2.1: % cancelaciones por no comparecencia ACHS (2013); CP no comparecencia: % cancelación que no llegan a ingresar en HUSC.

Por otro lado en el subgrupo de pacientes cancelados tras el ingreso se encuentra que el HUSC presenta un porcentaje de CP superior al de la ACHS con respecto a casos cancelados por proceso agudo (CI 3.2) y por empeoramiento de enfermedades preexistentes (CI 3.1), tanto en 2013 como en 2014 ($p<0,000$). Sin embargo, en el año 2014 la serie del Servicio de CGD del HUSC presenta un porcentaje inferior en relación a causas administrativas y organizativas que el ofrecido por la ACHS (CI 3.3), pero superior en 2013, aunque las diferencias con respecto al indicador del ACHS no son estadísticamente significativas (tabla 18, gráfico 15).

Tabla 18. Comparación índice Cancelación de Procedimientos en el Servicio de CGD del HUSC con indicadores clínicos ACHS

Indicador CP 1	HUSC (2013)	HUSC (2014)	ACHS (2013) [CI 3.2]
Cirugías programadas (N)	1.098	1.424	1.005.753
Casos cancelados (n)	19	31	2.615
Casos cancelados (%)	1,73%	2,18%	0,26%
p*	<0,000	<0,000	-
Indicador CP 2	**HUSC (2013)**	**HUSC (2014)**	**ACHS (2013) [CI 3.1]**
Cirugías programadas (N)	1.098	1.424	1.015.769
Casos cancelados (n)	11	13	1.828
Casos cancelados (%)	1,00%	0,91%	0,18%
p*	<0,000	<0,000	-
Indicador CP 3	**HUSC (2013)**	**HUSC (2014)**	**ACHS (2013) [CI 3.3]**
Cirugías programadas (N)	1.098	1.424	997.372
Casos cancelados (n)	9	4	4.787
Casos cancelados (%)	0,82%	0,28%	0,48%
p*	0,159	0,371	-

CP 1 (España) = CI 3.2. (Australia): cancelación tras ingreso por condición médica aguda.

CP 2 (España) = CI 3.1. (Australia): cancelación tras ingreso por condición médica preexistente.

CP 3 (España) = CI 3.3. (Australia): cancelación tras ingreso por razón administrativa-organizativa.

* Comparación de proporciones HUSC 2013 y 2014 vs. ACHS 2013.

Gráfico 15. Comparación del índice Cancelación de Procedimientos en el Servicio de CGD del HUSC con CI 3.1, 3.2 y 3.3 de la ACHS

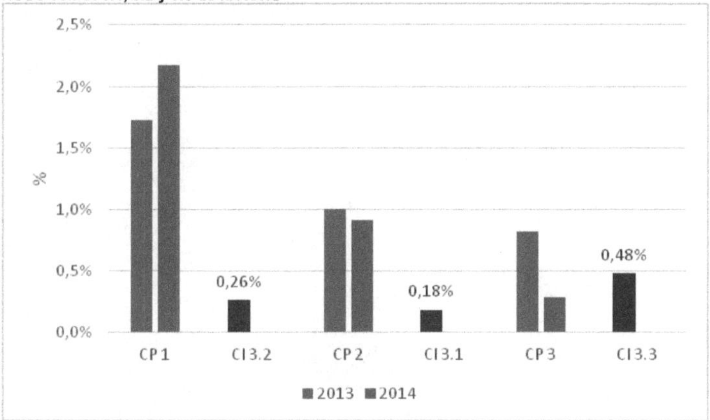

CP1: cancelaciones tras ingreso por condición preexistente HUSC; CI 3.1: cancelación tras el ingreso por condición médica preexistente ACHS; CP2: cancelación tras ingreso por condición médica aguda HUSC; CI 3.2: cancelación tras ingreso por condición médica aguda ACHS; CP3: cancelación tras el ingreso por razón administrativa/organizativa HUSC; CI 3.3: cancelación tras el ingreso por razón administrativa/organizativa ACHS.

DISCUSIÓN

DISCUSIÓN

Desde una perspectiva clínica, los indicadores de calidad de la CMA se ponen al servicio de los facultativos y coordinadores de las UCMA para obtener oportunidades de mejora frente a debilidades detectadas en la práctica diaria y en la implantación de la CMA. Se considera que el especialista quirúrgico desempeña la mayor parte de su actividad en la asistencia y que la gestión clínica, es decir, su implicación en el mantenimiento del sistema y en la mejora de la calidad, debe ser atractiva, sencilla, complementaria a la actividad asistencial y puesta al servicio del paciente.

El primer indicador analizado, el IA, es un indicador de eficiencia y resolutividad que mide la dimensión de la "Utilización de la Atención Sanitaria", permitiendo su análisis por GRD mediante el IS, siendo ambos recomendados como indicadores de calidad de los hospitales del SNS en las principales guías de actuación en CMA [26,49].

De todo el repertorio de información del sector salud disponible actualmente en el MSSSI a través de la Dirección General de Salud Pública, Calidad e Innovación, la información obtenida a partir de la explotación estadística del CMBD permite establecer elementos comparativos para el IA a nivel nacional y autonómico a través del IC 06-5760 denominado "Porcentaje de ambulatorización quirúrgica en el Sistema Nacional de Salud" de acceso público a través del portal estadístico del MSSSI [45]. En este contexto de tesis doctoral, esta información permite el análisis de la situación nacional y autonómica en referencia a la actividad realizada en CMA en el Servicio de CGD del HUSC. Dada su accesibilidad se presenta a priori como una herramienta útil al servicio de la gestión clínica en CMA.

Se considera dos tasas diferenciadas: la tasa global referida a la totalidad de las intervenciones quirúrgicas declaradas como tales, utilizando para ello el registro de estadísticas de Centros de Atención Especializada (que sustituye desde el año 2011 al ESCRI[5]), y la tasa específica para determinados procesos considerados potencialmente ambulatorios que es lo que se conoce como IS y que utiliza el registro del CMBD de hospitalización y ambulatorio.

En cuanto a las limitaciones del análisis con el IC 06-5760 se encuentra en primer lugar que en su descripción (anexo 1) [49] se define como *intervención quirúrgica sin ingreso* (numerador en el cálculo de la tasa de ambulatorización) aquella cirugía que tiene lugar sin hospitalización. En esta definición no se refleja de forma explícita la exclusión de *cirugías menores* por lo que la recogida de información puede no estarse haciendo de una forma adecuada. El propio MSSSI [56] admite la posibilidad de gran variedad de artefactos que afectan a su validez y fiabilidad, entre ellos se refiere a la posibilidad de inclusión para su cálculo de procedimientos considerados de *cirugía menor*[6]. En el estudio realizado puede observarse que en el caso del Servicio de CGD del HUSC la inclusión de las cirugías menores determinaría un aumento en torno a los 10 puntos del IA. Queda asumido a priori en la citada metodología que el impacto de este IC se estima menor al ofrecido por el SNS. Por esta razón, parece conveniente una revisión en la definición que especifique posibles variables que puedan hacer que la recogida de este indicador sea lo más homogénea posible y permita hacer comparaciones más fiables.

---

[5]ESCRI: Estadística Establecimientos Sanitarios con Régimen de Internado.
[6]*Cirugía menor:* conjunto de procedimientos en los que se aplican una serie de técnicas quirúrgicas sencillas, de corta duración, realizadas habitualmente en los tejidos superficiales y/o accesibles, que suelen precisar anestesia local y cuya realización conlleva un bajo riesgo y mínimas complicaciones posquirúrgicas.

Por otro lado, en su metodología de análisis, también se especifica que determinadas condiciones ajenas a la pura práctica clínica pueden influir en su valor, como son la dispersión geográfica de la población, el desarrollo de elementos de coordinación con atención primaria, o bien la disponibilidad de recursos de atención domiciliaria en el área sanitaria [56].

En el cálculo realizado del IA para el Servicio de CGD del HUSC, se han seguido las indicaciones del manual de recomendaciones del SNS año 2008 [26] y de la metodología de análisis de la hospitalización en el SNS [56], no incluyendo la cirugía menor, por lo que se considera un valor fiable y que, en el caso de este Servicio, es una actitud conservadora, dado que no sobrevalora el IA con la inclusión como CMA de la cirugía menor.

Teniendo en cuenta estas limitaciones, que sesgan hacia una sobreestimación del IA del SNS y de la Comunidad de Madrid, se ha comparado el IA del Servicio de CGD del HUSC con este IC ya que entendemos que es el estándar más adecuado en la actualidad, y desde luego, el único fácilmente disponible.

El IA es un indicador que adquiere sentido en unidades integradas en áreas hospitalarias, reflejando el peso que tiene la CMA con respecto a la actividad con hospitalización. En este sentido, si se trata de una Unidad Independiente (*free standing*) creada para el desarrollo exclusivo de CMA carece de significado ya que serían del 100%.

En el análisis del IA del Servicio de CGD, unidad integrada en el HUSC, se observa que no existe una clara tendencia en este indicador, si bien en todo el periodo estudiado supera el 50%, lo que sitúa la CMA por encima de la cirugía con ingreso. En número de intervenciones absolutas, la CMA ha ido creciendo desde el año 2009 hasta el año 2014, con una caída en 2013, probablemente debida a la huelga de sanidad que afectó a los hospitales de la Comunidad de Madrid. De una forma paralela, aunque siempre por debajo que la ambulatoria, la cirugía con ingreso también ha crecido traduciendo un aumento de la actividad quirúrgica global. Es conveniente determinar en este punto si el crecimiento de esta actividad con ingreso se acompaña de un aumento creciente de la complejidad de los casos o de los pacientes ya que de lo contrario, aunque la tasa de ambulatorización fuera estable estaría traduciendo un problema en la inclusión de procedimientos para ambulatorización. Para ello es conveniente asociar otros indicadores al análisis.

Los indicadores derivados de GRD permiten analizar estos aspectos relacionados con la complejidad, entre ellos destaca el índice Case-Mix, que informa de la complejidad relativa de la casuística de un centro respecto del estándar es decir, si un hospital trata una mayor o menor proporción de pacientes de estancia media más larga que el estándar.

En el caso del Servicio de CGD del HUSC el incremento de hospitalización se acompaña de un incremento a lo largo del tiempo del índice Case-Mix, lo que expondría que ha atendido a pacientes de mayor complejidad, dentro de la oferta limitada de su cartera de servicios, lo que justifica un crecimiento en la hospitalización. En caso contrario, es decir, si el índice Case-Mix decreciera y la hospitalización aumentara supondría que no se estarían ambulatorizando procesos de baja complejidad, de manera que se necesitarían más días de hospitalización que el estándar para tratar la misma casuística. Por ello, si la CMA es "el estilo de práctica clínica" al que quiere tender el servicio en cuestión debería establecer medidas encaminadas a su mejora.

Es por esto que el análisis del IA como indicador de calidad en la UCMA de forma aislada ofrece una información limitada, pudiendo aumentar sus posibilidades de detectar problemas de eficiencia del proceso de CMA si se asocia a indicadores derivados de los GRD como el índice Case-Mix.

La estabilidad del IA por encima del 50%, una vez retirado el año 2006 que constituye el inicio del registro y que no es representativo, determina la fuerte apuesta del servicio por esta modalidad de asistencia quirúrgica favorecido por las características específicas de su oferta asistencial y de la finalidad que persigue (disminuir la lista de espera quirúrgica de la Comunidad de Madrid). El estilo de práctica clínica en este periodo no ha sufrido grandes cambios, manteniendo una plantilla constante y una fuerte implicación con la CMA traducida en iniciativas científicas [57,58] en las que participa la totalidad del equipo y entre las que cabe destacar la realización de cursos de actualización en CMA desde el año 2013.

En el análisis comparativo con el IC tasa de ambulatorización quirúrgica, el IA real del Servicio de CGD del HUSC supera, desde el comienzo, todos los valores medios del registro de IA del SNS y el de la Comunidad de Madrid, excepto en el año 2012, en el que a pesar de ser superior, no alcanza la significación estadística. A pesar de este dato alentador, los resultados con indicadores no pueden ser interpretados de forma aislada sino que conllevan un análisis de múltiples variables que rodean a los datos.

A nivel nacional, se observa tras el análisis del IC 06-5760, que la implantación de la CMA en España ha sido lenta, pero con un crecimiento anual constante (media de crecimiento interanual de 1,5%), alcanzando en el año 2013 un índice del 46,50%. De forma global aún está lejos de los países que lideran la ambulatorización quirúrgica como Estados Unidos y Canadá, que llegan a ofrecer cifras globales de ambulatorización superiores al 80% [59]. Moral Iglesias [60] en su análisis del impacto de la CMA en España, atribuye este incremento del IA español al aumento de la actividad asistencial realizada acorde a una buena práctica, sin que haya habido ningún estímulo institucional al menos en el ámbito estatal para fomentar la CMA.

A nivel de Comunidades Autónomas, este crecimiento no ha sido homogéneo [49,50]. La Comunidad de Madrid, en la que se localiza el HUSC, siempre supera el índice nacional. En el último informe disponible del año 2013, la Comunidad de Madrid presenta un IA del 50,52%, sólo superado por La Rioja (55,96%), que lidera la ambulatorización nacional, Castilla la Mancha (53,19%) y Andalucía (53,24%) [50]. El IA más bajo se registra en la Comunidad Foral de Navarra que apenas supera el 35%.

Estudios recientes atribuyen estas diferencias tan llamativas de ambulatorización entre Comunidades Autónomas más que a una diferencia sociodemográfica (nótese la cercanía entre Navarra y la Rioja, que presentan los extremos en cuanto a ambulatorización), a las diferentes organizaciones de sus respectivos servicios de salud autonómicos [60] debidas a la descentralización de las competencias sanitarias.

Por otro lado, es conocido que el IA varía según la tipología y financiación del hospital. Por ejemplo, en el año 2012, el IA en los hospitales públicos españoles fue del 42,89%, mientras que en los hospitales privados fue del 35,7% [40,50]. Llama la atención, en el estudio de Moral Iglesias [60], ya citado, que al presentar la ambulatorización por Comunidades Autónomas, la mayor variación público/privado es en La Rioja, es decir que mientras en los hospitales públicos de La Rioja se ambulatoriza más del 53% de los procesos quirúrgicos, en los privados se hace menos del 20%.

Es preciso un análisis más exhaustivo de este aspecto, ya que con la simple observación de los IC del SNS en cuanto ambulatorización no permite determinar causas de esta variabilidad entre regiones y entre fórmulas de financiación.

Otro aspecto que ha de tenerse en cuenta es que el análisis de la actividad hospitalaria en hospitales de agudos requiere, como paso previo, una clasificación de los diferentes centros, ya que la diversidad existente en cuanto a tipología de servicios ofrecidos, dimensión y complejidad hace variar los indicadores. En concreto, la tipología del hospital se corresponde con distintos índices de ambulatorización. Los IA más elevados corresponden a hospitales públicos del grupo 1 o Generales[7] [61], como el HUSC, que presenta 200 camas de hospitalización, mientras que los hospitales de Referencia[8], grupo 4, presentan índices más bajos o nulos de ambulatorización [40]. Esto es debido a que los hospitales de menor complejidad ofrecen unas condiciones favorables para esta modalidad asistencial debido a su oferta asistencial, la falta de competencia con la cirugía urgente y con hospitalización.

---

[7] Grupo 1: < 200 camas. Grupo 2: 200-500 camas. Grupo 3: 500-1.000 camas. Grupo 4: > 1.000 camas

[8] Hospitales de Referencia:
- Nivel superior: "Grandes Hospitales de referencia regional y nacional": ofrece trasplantes de órganos sólidos y especialidades de referencia (Cirugía cardiaca y torácica y Neurocirugía).
- Segundo nivel: "Hospitales con especialidades de referencia": presenta al menos una de las especialidades de referencia mencionadas sin ofrecer la realización de trasplantes en su cartera.

Es por esto que el IA, pese a ser un indicador de calidad para la CMA en las guías de referencia [49] no es considerado por algunos autores [40] como un buen indicador del grado de implantación de la CMA en los hospitales ya que no sirve para comparar hospitales de forma global sino que habría que especificarlo por niveles.

Por otro lado, cuando se quiere comparar la eficiencia, como el caso del IA entre hospitales, es esencial que esas diferencias encontradas se deban a su desempeño (práctica clínica), y no a diferencias en la gravedad de los pacientes que atienden. Para ello hay que ajustar los resultados de cada hospital por la severidad de los pacientes que ha atendido. En este sentido, si hipotéticamente los pacientes tratados por los distintos hospital fueran iguales los resultados de la atención deberían ser iguales, y las diferencias encontradas podrían ser atribuidas a problemas de calidad o de eficiencia. La clasificación por GRD se pone al servicio de la comparativa entre centros hospitalarios mediante la comparativa por riesgos similares.

Los indicadores derivados de GRD que permiten la comparativa por riesgos son la EM ajustadas por *funcionamiento* (EMf) y la EM *ajustada por casuística* (EMc) que permiten determinar aquellos centros con casuísticas más simples, es decir con baja proporción de pacientes con GRD de larga estancia media frente al estándar. Por otro lado la contribución de cada factor, casuística o patrón funcional a las diferencias observadas entre las estancias medias brutas (de cada hospital) y la del estándar, se mide a través de indicadores como el índice Case-Mix, ya comentado, *y el índice funcional*. En este sentido, el asociar estos índices de complejidad en la comparativa de la tasa de ambulatorización podría hacer las comparaciones más fiables, ya que es esperable que hospitales con servicios quirúrgicos que presenten un índice Case-Mix bajo (menor de uno) podría considerase de baja complejidad, por lo tanto candidatos a la obtención de IA mayores. Por otro lado, si el patrón funcional del hospital respecto al estándar medido a través del índice funcional fuera superior a uno indicaría que ese centro precisa más días de hospitalización que el estándar para tratar igual casuística. En este sentido, si se trata de un equipo quirúrgico lo haría candidato a la mejora del proceso de ambulatorización si es que la estancia se está incrementando en patología potencialmente ambulatoria.

No obstante, las comparaciones de resultados entre hospitales son complejas y deben ser realizadas con cautela incluso cuando se emplean sistemas de ajuste de riesgos. En general podría afirmarse que los resultados de análisis observacionales, y generalmente sobre datos retrospectivos, como el realizado con indicadores como el IA, deben considerarse limitados, siendo las comparaciones ajustadas por riesgo el mejor tipo de análisis que puede utilizarse para evaluar los resultados de los hospitales y, en la práctica y aplicado con prudencia, pueden ser útiles para mejorar la calidad y la eficiencia de la atención sanitaria. En este sentido y pese a sus limitaciones, el ajuste por gravedad a partir del CMBD, tiene las ventajas de su bajo coste relativo y de ser factible. Por ello, el desarrollo y su inclusión en el análisis práctico del IA constituiría una propuesta de mejora en la medida que la monitorización de resultados ajustados por gravedad es una necesidad para la práctica clínica, la gestión sanitaria y por ende, cualquier política de incentivos [62].

La evolución del IA del Servicio de CGD del HUSC se encuentra por encima del IC nacional y autonómico en todo el periodo analizado, siendo la diferencia de hasta 28 puntos respecto al nacional en el año 2006. Sin embargo, a la hora de estimar el impacto de la CMA ofrecido por este índice en el Servicio de CGD del HUSC en relación al índice nacional y al autonómico, debe tener en cuenta las limitaciones expuestas, ya que en la actualidad no se ofrece este indicador por tipología hospitalaria ni por índices de complejidad. El IA por grupos de hospitales podría llegar a obtenerse calculándose a través de los n (pacientes hospitalizados y ambulatorizados) de los informes de registro de altas hospitalarias, CMBD y CMBD-AAE, pero el dato directo no aparece publicado en el portal estadístico del SNS que se considera la fuente de obtención de datos para control más accesible. Tener que hacer el cálculo desglosado en base a tipologías de hospitales, en relación al total de altas en CMA y altas de hospitalización, para la comparación de cada unidad de CMA, supone un esfuerzo adicional que se aleja de la comparación sencilla que se busca mediante indicadores clínicos.

En respuesta a este sesgo comparativo del indicador IA, algunos autores ofrecen el IS por procedimientos como el modo más objetivo para comparar hospitales y su capacidad de ambulatorizar procedimientos quirúrgicos. Bajo esta premisa los mejores hospitales nacionales presentan los IS más altos [40,61] aunque sus IA globales sean bajos.

Por este motivo, aunque es evidente que el Servicio de CGD del HUSC presenta un IA óptimo en referencia a los estándares (entendidos como elementos comparativos) nacionales y autonómicos, éste debe ajustarse por procedimientos, como se hace en el Objetivo 2, y por complejidad para determinar su buen funcionamiento y ofrecer oportunidades de mejora.

Pocos estudios nacionales reflejan la evolución del indicador IA en un servicio de Cirugía General. Los datos publicados [35,39,60] hablan de IA globales, para todas las especialidades, entre el 2%-85%, siendo el menor el de la Cirugía torácica y cardíaca mientras que los mayores índices los aporta la Oftalmología y la Dermatología. Los datos publicados específicamente por especialidad quirúrgica sitúan el IA global del SNS para la especialidad de CGD en el año 2012 en 32.67%, muy por debajo del observado en el HUSC.

En resumen, se puede considerar tras el análisis realizado del IA en el Servicio de CGD del HUSC que la CMA en el servicio está bien desarrollada, al menos mejor que en el promedio de hospitales nacionales y de la Comunidad de Madrid. Se incide, en consonancia con otros autores [38], en la necesidad de homogeneizar la recogida de datos para el cálculo de indicadores de calidad, en este caso concreto, eludiendo las cirugías menores para el cálculo del IC 06-5760. Así mismo, debería completarse con la publicación por parte del MSSSI de este IC ajustado a las características y complejidad de los hospitales, lo que permitiría una comparación adecuada.

Pese a sus limitaciones, se considera adecuado la potenciación de este indicador como herramienta sencilla comparativa de los servicios que practiquen CMA. La exposición de los IA de cada servicio en relación a este IC refleja la mayor o menor contribución de cada servicio al global del sistema y a la vez implementa la realización de estrategias de gestión clínica entre los facultativos.

Complementando, según lo expuesto, al IA para determinar el grado de implantación de la CMA en el Servicio de CGD del HUSC, se procede al análisis de IS.

El IS se presenta como un indicador de eficiencia del sistema recomendado junto al IA por el MSC en el año 2008 para medir la calidad de las UCMA [26]. Parece existir consenso, como ya se especificado, sobre el hecho de que los IS miden mejor que el IA (conocido también como IS global) el grado de introducción de la cirugía ambulatoria en el sistema [40,63] y son adecuados para la comparación interna y entre centros (*benchmarking*) [64].

El punto de partida cuando se analiza el IS es conocer la cartera de servicios candidata a ambulatorización en cada servicio cuyo referente se encuentra en el Listado A del Manual estándares y recomendaciones del MSC [26]. En este manual se consideran susceptibles de ser realizados por CMA los procedimientos pertenecientes al nivel II de Davis[9] [65] ampliable a algunos del nivel III, sobretodo en las UCMA integradas en hospitales generales. En función de estos criterios, elabora un "Listado A" que incluye procedimientos del nivel II candidatos a ser tratados de forma ambulatoria y recomienda que sean los utilizados para comparar el IS entre hospitales y Servicios de Salud dentro del SNS.

Esta lista no es cerrada, ya que la CMA como modalidad quirúrgica, se encuentra en continua evolución, incorporando nuevos avances médicos y tecnológicos, lo que se traduce en una posibilidad constante de ampliar el espectro de procedimientos quirúrgicos ambulatorizables. De hecho, en el mismo manual en el año 2008 [26] ya aparece una Lista B de procedimientos del nivel III que podrían ser candidatos a ambulatorización aunque todavía su implantación sea mínima [52]. Remarca a su vez la necesidad de no incluir en los cálculos de IS aquellos procedimientos del nivel I, considerados cirugía menor ambulatoria, ya que no deben ser tratados en quirófano, sino en la propia consulta, instalaciones específicas o en quirófanos de cirugía menor. Con estos procedimientos no considerados candidatos a CMA, se elabora un Listado C.

---

9 Clasificación de Davis, basada en el tipo de atenciones o en la vigilancia postoperatoria:
Tipo I: Intervenciones que pueden practicarse en la consulta con anestesia local y no requieren ningún cuidado especial en el postoperatorio.
Tipo II: Intervenciones que pueden realizarse con anestesia local, regional, general o con sedación y que requieren cuidados postoperatorios específicos, pero no intensivos ni prolongados y la analgesia, si hace falta, es de tipo oral.
Tipo III: Los que requieren cuidados prolongados del entorno hospitalario en el postoperatorio.
Tipo IV: Los que requieren cuidados muy especializados o críticos en el postoperatorio.

La evaluación de la tendencia de una unidad donde se realice CMA, determinando el paso de procesos candidatos a CMA según el Listado A de la guía del MSC [26] de cirugía con ingreso a cirugía ambulatoria, medidos periódicamente a través del IS por procedimientos, ha de contribuir a diseñar estrategias de mejora [66-68]. Es de especial relevancia su medición en centros como el HUSC considerado de baja complejidad donde existe alta posibilidad de ambulatorizar gran parte de la cartera de servicios.

Como se ha determinado en el Objetivo 2 (tabla 1), en el Servicio de CGD del HUSC se cumplen todos los procedimientos recomendados en la citada Lista A, excepto la colecistectomía, que se realiza en modalidad de ingreso. La revisión de la adecuación a dicha lista constituye en sí una práctica recomendable ya que detecta la capacidad de la unidad para la captación de procesos potencialmente ambulatorios.

La colecistectomía laparoscópica figura entre los procedimientos quirúrgicos más realizados a nivel nacional [69]. Pese a que algunos autores nacionales muestran tasas de ambulatorización superiores al 80% [70,71] y parece equivalente desde un marco teórico en términos de seguridad, complicaciones y satisfacción [72] la realidad en España es que el porcentaje de cirugía ambulatoria de la colecistectomía no supera al 6% [49] siendo la EM publicada en el año 2008 de 3,35 días [69]. En Europa, salvo Dinamarca, que ambulatoriza el 40% de sus colecistectomías, y Finlandia, Noruega y Reino Unido que lo hacen en torno al 25%, el resto no supera el 5% [73].

Planells [60] atribuye un origen multifactorial a la escasa implantación de la colecistectomía mediante CMA. La posible falta de aceptación del alta por pacientes así como por algunos cirujanos que prefieren la observación durante 24 horas para descartar posibles sangrados o lesiones de la vía biliar, pueden estar limitando la sustitución de este procedimiento. Una revisión del año 2008 [74] determina entre las causas objetivas que más contribuyen al ingreso de estos pacientes las náuseas y el dolor postoperatorio. El dolor visceral y fundamentalmente el dolor en las heridas de los trócares, sobre todo el umbilical, constituyen el principal problema postoperatorio con una incidencia que oscila entre el 30 y el 50% [70].

Algunas medidas se han planteado para disminuir estos efectos adversos contribuyendo a un mayor confort postoperatorio que permita un alta precoz. La esencial y más efectiva para disminuir el dolor visceral parece ser la exquisita disección de los tejidos con mínima extravasación de bilis o sangre lo que evita en gran medida el dolor visceral. Es por eso recomendable, si se quiere implementar la colecistectomía por CMA, que estas unidades se doten de cirujanos altamente cualificados en cirugía laparoscópica [70,75]. Para disminuir el dolor relacionado con la pared a nivel del punto de inserción de los trócares parece efectiva la inyección de anestésicos locales a alta concentración intraperitoneales antes de la incisión como parte del bloqueo sómato-visceral del proceso anestésico [76]. Planells publica otro estudio donde valora el uso de la minilaparoscopia en la disminución del dolor parietal. En su serie logra disminuir el dolor sin que se traduzca en una mayor tasa de ambulatorización [77].

El Servicio de CGD del HUSC tiene cirujanos con experiencia en laparoscopia. La infiltración de la herida con anestésicos locales previo a la incisión está protocolizada. Sin embargo no es un procedimiento que se realice en CMA, aunque su EM es de un día en más del 90% de los casos. Tras este análisis se podría afirmar que el Servicio de CGD del HUSC está en disposición para ambulatorizar este procedimiento mediante la optimización anestésico-quirúrgica, la educación de los pacientes y la concienciación de los profesionales, constituyendo un objetivo de mejora, que permitiría ambulatorizar todos los procedimientos susceptibles de CMA según la Lista A [26].

Los procedimientos sobre glándula tiroides y paratiroides (incluidos en el Listado B) en el HUSC, hasta la fecha en la que se concluye este análisis, se realizan con ingreso hospitalario, con EM superiores a las 48 horas, por lo que su ambulatorización por ahora, no se considera. Por otro lado, la cirugía mamaria se realiza en el Servicio de Ginecología por lo que no queda reflejada en la cartera de servicios de CGD.

Respecto al análisis evolutivo del IS por procedimientos, se ha procedido a la agrupación por GRD según el AP-GRD v25 [10] para ser consistentes con la definición ministerial [26]. La memoria del Servicio de CGD del HUSC ofrece los datos necesarios para el cálculo del IS desglosado por cada uno de los procedimientos quirúrgicos realizados.

Para los procedimientos incluidos en el Listado A del Manual de estándares y recomendaciones, algunos autores [38] determinan que el IS teóricamente debería de ser el 100%, y que ese es el estándar que se debería tratar de alcanzar y con el que realmente se puede comparar este indicador. La realidad es que parece aventurado plantear un 100% de sustitución de forma genérica en todos los procedimientos especificados en la Lista A, ya que la determinación entre ingreso y CMA, no sólo depende del procedimiento sino de las características intrínsecas del paciente y de su entorno. En la serie analizada sólo se alcanza ese porcentaje del 100% en la cirugía de la hernia crural del año 2009.

Tras el análisis de los procesos que se ambulatorizan en el Servicio de CGD y la exposición del IS por procedimientos desglosados, se ha procedido a la agrupación GRD para volver a hacer el cálculo según la definición del IS ofrecida en el manual estándares y recomendaciones [26], y así optar a la comparación según isogrupos.

Se considera una condición indispensable para efectuar recomendaciones de optimización de la CMA en un servicio, el disponer de la información necesaria que permita, tras evaluar la situación propia, la comparación externa mediante indicadores facilitados por los sistemas de información nacional. El desarrollo del Objetivo 2, que se plantea como una medición y una evaluación comparativa, ha presentado como principal dificultad la búsqueda de elementos comparativos sencillos y aplicables por clínicos y que esa comparación se hiciera de una forma correcta ajustada a las definiciones.

Para la búsqueda de referentes comparativos para el IS por procedimientos en el SNS se ha recurrido al portal estadístico del MSSSI. El MSSSI a través del Registro de Altas de Hospitales (CMBD) publicado en este portal estadístico permite la consulta de indicadores avanzados (i-CMBD) [78]. En este informe estadístico se ofrece el IS o tasa ambulatorización quirúrgica de forma total por CDM y de forma específica mediante la selección del apartado "potencialmente evitables" para los 25 GRD más frecuentemente ambulatorizados, siendo el último registro el año 2012. Para esos 25 GRD es posible consultar el IS por procedimientos calculado con la definición ministerial (es decir bajo agrupación de GRD). El resto no se encuentra calculado en el portal de estadística del MSSSI, aunque se puede hacer una petición justificada mediante un formulario específico o podría calcularse en función del registro de altas del CMBD hospitalaria y ambulatoria.

Al observar los datos sobre los 25 GRD con mayor tasa de ambulatorización en los hospitales del SNS ofrecidos en el último registro publicado en este portal estadístico (año 2012), 5 procedimientos quirúrgicos presentan un IS superior al 95%. De ellos la

Oftalmología realiza 3, siendo la especialidad que más ambulatorización realiza a nivel nacional, como ya se ha comentado. Entre los 4 GRD analizados en este objetivo, tan sólo el GRD 267, "Procedimientos de Región Perianal y Enfermedad Pilonidal", figura entre los 25 procedimientos más ambulatorizados a nivel del SNS, por lo que es el único que presentaría un referente comparativo de forma directa, sin necesidad de realizar cálculos a través del portal estadístico del MSSSI.

Paralelamente a lo que ocurre a nivel nacional, con un IS nacional para GRD 267 del 76% en el año 2012, en el Servicio de CGD del HUSC el IS del GRD 267 es el que más ambulatorización presenta. Se ha considerado este GRD dentro de la "cirugía proctológica" pese a ser un procedimiento agrupado bajo la CDM de "Enfermedades y trastornos de la piel, tejido subcutáneo y mama" debido a que se considera parte de la cirugía anal.

En el Servicio de CGD del HUSC, el IS medio para el GRD 267 en los 9 años del estudio se sitúa en torno al 96%, 20 puntos por encima del IS del SNS del 2012, lo que puede considerarse como óptimo. Se ha de señalar que al agrupar por grupos diagnósticos para el GRD 267 sólo se ha incluido la cirugía sobre el sinus, ya que el resto de escisiones de tejido perianal han quedado incluidas en el GRD 158 por considerarse anales y no cutáneas, de manera que el IS para el GRD 267 coincide con el de sinus pilonidal.

Frente a este dato alentador, bajo el epígrafe "cirugía proctológica" también se engloba el GRD 158, cuyo IS en el HUSC apenas supera el 30% de media. En este índice se puede observar, gracias al desglose por procedimientos, que la fisura anal alcanza tasas óptimas de ambulatorización, con IS medio del 82%. Sin embargo la fístula anal (IS medio 25%) y fundamentalmente la hemorroidectomía (IS 6,34%) son determinantes en la caída del índice.

No existe un referente nacional que determine de forma específica cuál es el porcentaje de ambulatorización de las fístulas perianales. Bajo ese epígrafe se engloba una patología cuya complejidad es muy variable, y que muchas veces sólo es evidenciada intraoperatoriamente, con lo que la planificación quirúrgica es compleja en muchos casos. Como consecuencia, prever un incremento de la ambulatorización de la cirugía sobre la fístula perianal parece aventurado, ya que depende de la individualización del caso.

Respecto a la cirugía de pared sólo figura a nivel nacional como de alta ambulatorización (entre los 25 más ambulatorizados) el GRD 163 correspondiente a "Procedimientos Sobre Hernia Edad <18" con un IS del 67%. Este procedimiento sobre este rango de edad, no se realiza en el Servicio de CGD del HUSC ya que se considera cirugía pediátrica, por lo que no se obtiene, de una forma sencilla ningún IS por GRD con el que comparar procedimientos sobre la pared, de la población mayor de 18 años.

La cirugía de la pared constituye casi el 40% de la actividad quirúrgica del Servicio de CGD del HUSC por lo que su mayor o menor sustitución es determinante a la hora de la ambulatorización global del servicio. El IS medio para el GRD 162 correspondiente a procedimientos sobre hernia inguinal y femoral es de 71,97%, es decir, que aproximadamente tres de cada cuatro hernias inguinales (inguinales y crurales, simples y bilaterales, primarias y recidivadas) se ambulatorizan en el HUSC.

Si se desglosa por procedimientos, observamos que existen procedimientos dentro de este grupo diagnóstico que disminuyen este índice, tales como las hernias bilaterales con IS medio de 30,61% y más aún si son recidivadas (IS medio de 11,25%). Frente a esto, la cirugía de la hernia inguinal unilateral y crural se ambulatoriza en un porcentaje medio superior al 80%, destacando que en el año 2009, todas las hernias crurales se ambulatorizaron (IS del 100%).

Por otro lado, para el GRD 160, que abarca procedimientos sobre la pared abdominal que no afectan a la región inguinal, el IS medio es de 64%. En esta agrupación, la hernia umbilical alcanza un IS medio superior al 85%, mientras que las eventraciones son claramente las que determinan el descenso del índice. La complejidad y variabilidad de los procesos intervenidos bajo la denominación de "eventración", entendida como cualquier hernia que aparece en la zona de incisión de una intervención quirúrgica previa sobre el abdomen, hace que las posibilidades de obtener mayores tasas de sustitución queden limitadas o al menos inciertas.

Los estándares internacionales de buena práctica en materia de ambulatorización de los procedimientos sobre hernia, la sitúan en el entorno del 85%, valor al que se acercan ya algunos países de la Unión Europea, como Dinamarca o Suiza, que en el año 2012 superaban el 72% de ambulatorización de hernia inguinal y femoral [73].

Si se considera el IS calculado sobre los GRD 160 y 162 se podría decir que el HUSC debería considerar este referente del 85% como un objetivo alcanzable. Se podría, por tanto, plantear que existe una oportunidad de mejora con un aumento de la ambulatorización en torno a un 10% en patología de pared, ya que la actividad quirúrgica en relación a esta patología es alta. No obstante, si efectuamos el cálculo desglosado, obviando los procedimientos complejos (hernias bilaterales y recidivadas), el IS para hernia inguinal unilateral y crural ya supera el 80% con lo que el margen de mejora se limita.

Se podría afirmar tras este análisis que el cálculo del IS agrupado por GRD podría dificultar la detección de aquellos procedimientos individuales candidatos a una mejora de su ambulatorización recomendando su cálculo desglosado y posterior reagrupación por GRD para la comparación por isogrupos. En este sentido, se considera que son las hernias bilaterales y las eventraciones las que deben sumar el esfuerzo para incrementar su ambulatorización en el Servicio de CGD del HUSC.

Existe una tendencia creciente a la ambulatorización de patología más compleja (inclusión de algunos procedimientos del nivel III de Davis) y en pacientes más complejos (inclusión de algunos ASA III) entre los que se incluyen los anticoagulados. Sin embargo, no se ha encontrado ningún estándar que especifique que tasa de ambulatorización es la óptima que debería alcanzarse cuando se trata de patología compleja. Sólo se debería hablar de una sustitución alta en este tipo de pacientes haciendo un análisis paralelo de la *tasa de pernoctas no planificadas*, ya que "forzar en exceso" la ambulatorización puede incrementar el uso inadecuado de camas hospitalización, desvirtuando el concepto original de CMA que trata de no tener que contar con camas de hospitalización para la realización de cirugías mayores.

En la búsqueda de referentes comparativos accesibles para el análisis estadístico del IS del Servicio de CGD del HUSC, desde el MSSSI se ofertan los IC del SNS correspondientes a "Cirugía Ambulatoria de la Hernia" y de "Hemorroidectomía". Igual que ocurría con la tasa de ambulatorización quirúrgica, se presentan como una única base de datos sencilla, que permite obtener el IS para hernia y hemorroidectomía a nivel nacional y por Comunidades Autónomas [49]. En su metodología se explica que la presentación de datos debe estar unida indisolublemente a su análisis, huyendo del riesgo que generalmente supone la valoración de indicadores aislados.

Los IC del SNS están divididos en varios grupos: *Indicadores de nivel de salud, indicadores estructurales, indicadores de utilización del sistema sanitario, indicadores de accesibilidad al sistema, indicadores de gasto e indicadores de calidad de la atención en el SNS.* De ellos, los analizados en este objetivo, el IC 06-5780 (porcentaje de cirugía ambulatoria de la hernia) y el IC 06-5840 (porcentaje de cirugía ambulatoria de la hemorroidectomía) pertenecen a indicadores de utilización del sistema sanitario (Uso), que informan sobre la frecuentación de la población, tasas de uso de determinados procedimientos y/o tecnologías, y aproximan al conocimiento del consumo de recursos sanitarios. Los datos reclutados de los hospitales para el cálculo de IC provienen del CMBD y del grupo de trabajo de contabilidad analítica.

La principal dificultad que se ha encontrado en el análisis comparativo entre con estos indicadores es la diferente definición que ofrece el IS según el Manual de estándares y recomendaciones del 2008 [26], calculado en base a GRD, con respecto a los IC del SNS correspondientes [49] determinados en función de un agrupamiento diferente de procedimientos según el CIE-9 MC.

En este sentido, al referirse a patología herniaria, el IC 06-5780, correspondiente a cirugía de la hernia, incluye hernias inguinales directas e indirectas primarias y recidivadas, excluyendo las femorales (53.2 en la CIE-9), mientras que el GRD 162, agrupa todas las hernias de la región inguinal (femorales e inguinales) sin incluir las complicaciones.

Este hecho de agrupar diferentes procedimientos en el cálculo del IS no es aislado y debe tenerse en cuenta cuando se valoran los estudios publicados. En la literatura nacional se objetivan trabajos en los que se calcula este índice por procedimientos, acorde a los IC [79] y en otras ocasiones mediante GRD [63,80] acorde a la definición ministerial. Igualmente el IC 06-5840 se refiere únicamente a la hemorroidectomías mientras que el GRD 158 añade además el tratamiento quirúrgico de fístulas y fisura.

Si se observa en la Metodología del Objetivo 2 se ha hecho una doble agrupación, por un lado mediante GRD, para calcular el IS acorde a la definición ministerial, y por otro según la definición de los IC para ser consistentes en la comparación. Se encuentra aquí un motivo de reflexión importante ya que si busca comparar con los referentes nacionales de forma sencilla, sería conveniente establecer un sistema homogéneo de recogida de datos acorde a las definiciones de los estándares.

Colomer [63], en 2001 ya determina la necesidad de una evaluación global y comparativa de la actividad de cirugía sin ingreso de cada centro, utilizando para ello herramientas válidas que permitan el establecimiento de objetivos tangibles. La duplicidad de información puede generar confusión y conlleva a posibilidad de cometer errores.

Al centrarse en el análisis del IC 06-5780, cirugía ambulatoria de la hernia del SNS, se observa en primer lugar que a nivel nacional se ha conseguido una tendencia temporal creciente desde el 2006 situándose en 2013 en un 51,7%, 16 puntos más que en el año 2006. Este crecimiento es discretamente mayor en la Comunidad de Madrid, aunque el indicador se sitúa por debajo del nacional en todo el estudio, quedando, en el año 2013, cinco puntos por debajo de la media nacional (46,16%). Las diferencias interregionales en España son muy marcadas. Mientras que en Andalucía en el año 2012 se realizaban de forma ambulatoria el 71,44% de las cirugías herniarias, en Aragón, la ambulatorización sólo alcanza al 18,94% de los casos.

En el análisis comparativo del Servicio de CGD del HUSC respecto a este indicador, el IS "hernia" medio de los 9 años analizados (ajustado a la definición del IC) supera el 70%. El IS, pese a experimentar variabilidad a lo largo de los años, ha sido estadísticamente superior durante todo el periodo de estudio al indicador nacional con una diferencia de entre 28 (año 2007) y 46 (año 2013) puntos porcentuales. Este indicador ha sido también superior al correspondiente de la Comunidad de Madrid en cada uno de los años analizados.

Este procedimiento que tiene un peso importante (23% de la actividad) en el Servicio de CGD del HUSC, se ambulatoriza en un porcentaje que se puede considerar óptimo, a nivel del mejor índice autonómico. En este sentido se podría considerar a este Servicio un impulsor de la cirugía herniaria bajo la modalidad asistencial de CMA dentro del ámbito nacional y de su propia comunidad autónoma, favorecido, como ya se ha especificado por las características intrínsecas de este servicio.

En la búsqueda de factores intrínsecos a la práctica clínica realizados en el Servicio de CGD del HUSC que justifiquen esta mayor ambulatorización del proceso hernia se encuentra que desde el año 2006 el Servicio de CGD aplica la vía clínica "hernia inguinal" propuesta desde la Asociación Española de Cirujanos [81].

Las vías clínicas son planes asistenciales concretos, que detallan una sistematización o protocolización basada en la evidencia científica, de procesos con curso predecible y con elevada prevalencia en los que existe implicación de varios profesionales y un consumo importante de recursos. Su objetivo es disminuir la variabilidad clínica indeseable beneficiando al paciente, al profesional y a la gestión hospitalaria. Se aplican en patologías como la colecistectomía [82], la tiroidectomía [83] y fundamentalmente en la hernia inguinal, que se presenta como un proceso idóneo para esta sistematización fundamentalmente bajo la modalidad de CMA [84-86].

Los beneficios en el uso de vías clínicas en el proceso hernia en CMA se refieren fundamentalmente al campo de la eficiencia, permitiendo un aumento de la sustitución del proceso. Otros beneficios incluyen la disminución de las cancelaciones, de las pernoctas no planificadas y reingresos, de los tiempos de quirófano e incluso de las complicaciones [87]. Todo esto acompañado de un aumento de la satisfacción percibida por el paciente que se siente informado específicamente sobre su proceso.

Algunos autores cuestionan si los beneficios son debidos a la vía clínica o a la buena práctica de determinadas unidades cuyo trabajo se determina en base a protocolos, análisis de datos y propuestas de mejora en función de los resultados, recomendando el uso de vías clínicas fundamentalmente en unidades con resultados potencialmente mejorables [88].

Sea como fuere, en el Servicio de CGD del HUSC se considera que la protocolización en forma de vía clínica del proceso hernia contribuye a los buenos resultados en esta patología.

Vistos estos datos, se considera que el margen para incrementar la ambulatorización en la hernia inguinal unilateral, es limitado. No obstante el análisis en profundidad del proceso permite detectar oportunidades de mejora.

Se considera que las principales limitaciones para la ambulatorización de la cirugía herniaria son el dolor y los problemas relacionados con la micción. Esta última constituye la principal causa de pernocta no planificada por hernia en el HUSC.

Entre las recomendaciones existentes para la prevención de las retenciones urinarias tras la cirugía herniaria son un aporte de fluidos limitado en el postoperatorio y modalidades anestésicas que no afecten a la inervación vesical, como la infiltración con anestesia local o en su defecto anestesia general. Ambas presentan menor tasa de retención urinaria frente al bloqueo neuroaxial (espinal y/o epidural) [89,90-96].

Respecto al manejo del dolor en el paciente que va a ser intervenido de hernia inguinal debe iniciarse incluso antes de que el paciente llegue al quirófano, mediante una adecuada información. En el preoperatorio deben administrarse analgésicos parenterales seguidos de una inducción anestésica intravenosa de corta duración. En el postoperatorio se debe continuar el uso de analgésicos vía oral con otros métodos de apoyo farmacológico como la bomba de infusión continua de anestésicos locales o parches cutáneos de mórficos.

La elección de la modalidad anestésica se plantea crucial en el proceso hernia para disminuir las complicaciones. Dicha elección ha de tener en cuenta dos aspectos: ofrecer al paciente la máxima seguridad, y proporcionar al cirujano las mejores condiciones de trabajo posibles.

En 1994 se describió la hernioplastia de Lichtenstein (que es el procedimiento más realizado en el Servicio de CGD del HUSC para la hernia inguinal) bajo anestesia local, siendo considerada, por su autor, en ese momento, de elección, para hernias inguinales reductibles en adultos [90].

Un estudio suizo [91] analiza más de 150.000 cirugías de hernias inguinales y determina como factores de riesgo que afectan significativamente la tasa de complicaciones postoperatorias la anestesia general y regional respecto a la anestesia local. Otros factores que también relaciona con la mayor tasa de complicaciones son la reparación laparoscópica y preperitoneal abierta respecto al abordaje anterior abierto, los procedimientos de emergencia, la reparación de la hernia recurrente y femoral, la edad mayor de 65 años y la duración de la cirugía superior a 50 minutos. Concluye que el abordaje anterior abierto y la cirugía con anestesia local se asocian con un menor riesgo de complicaciones postoperatorias y por lo tanto se perfilan como los ideales para la cirugía de la hernia en CMA.

Las ventajas de la hernioplastia con anestesia local son múltiples [91-94]. Los beneficios que se le atribuyen son un menor riesgo general, buena tolerabilidad, la posibilidad de comprobar la firmeza de la reparación durante el acto quirúrgico mediante el Valsalva, la disminución de las retenciones urinarias, la deambulación casi inmediata y la disminución de fenómenos tromboembólicos con iguales resultados en cuanto a recidivas [95, 96].

La vigilancia postanestésica tras la herniorrafia con anestesia local es mínima y de corta duración. En general, la infiltración local de anestésicos se asocia a una sedación intravenosa a medida, lo que mejora la tolerancia del paciente, pero hace que sea necesario que los pacientes permanezcan en la sala de recuperación postanestésica hasta cumplir criterios de alta.

Entre sus desventajas se señalan la necesidad de una curva de aprendizaje de la técnica y la buena coordinación con el anestesista para la dosis exacta de sedación, no estando indicada cirugía urgente por complicaciones, grandes hernias inguinoescrotales, alergia a anestésicos locales u obesidad importante.

Otros procedimientos anestésicos utilizados frecuentemente en cirugía de la hernia, son el bloqueo nervioso epidural o intradural y la anestesia general. Desde el punto de vista de la cirugía ambulatoria la recuperación tras la anestesia raquídea (epi o intradural) es lenta, y no se produce antes de tres horas, pudiéndose además estar asociada a hipotensión ortostática y a mayor tasa de retención urinaria, que puede acabar requiriendo sondaje, lo que dificulta el proceso de CMA.

La anestesia general, por otro lado, logra de forma rápida buena analgesia y relajación muscular adecuada, con menor índice de retención de orina que la espinal, pero conlleva una alteración en la fisiología cardiocirculatoria y respiratoria y la necesidad de intubación y ventilación mecánica.

Independientemente de la modalidad anestésica elegida, si se trata de peridural o general, se recomienda infiltrar con anestesia local antes de la incisión lo que permite un mayor control analgésico postoperatorio atribuido a la inhibición nociceptora que produce la infiltración, previo al trauma quirúrgico.

En la UCMA de CGD del HUSC se cuantifican sistemáticamente los tiempos quirúrgicos del proceso hernia. Gracias a ello se ha determinado la idoneidad existente en los tiempos prequirúrgicos (media 5 minutos) y operatorios (media de 30 minutos). Sin embargo se registran extremadamente largos los tiempos en relación a la recuperación postquirúrgica (en torno a 6 horas). Se considera que el factor determinante para este incremento del tiempo en la recuperación es la modalidad anestésica empleada.

El bloqueo nervioso epidural o intradural es el procedimiento anestésico más empleado en la CMA del Servicio de CGD del HUSC probablemente debido a la tradición ginecológica de este hospital. Las medidas encaminadas a la mejora de estos tiempos de recuperación deben basarse en el cambio de modalidad anestésica. Se consideran de elección la anestesia local con sedación intravenosa a medida (sedación consciente), o la anestesia local asociado a mascarilla laríngea (sedación profunda) con monitorización y adecuado control anestesiológico. Estas medidas se plantean como propuestas de mejora del proceso CMA de hernia, específicamente sobre pacientes donde se prevé un incremento del riesgo de retención de orina (por ejemplo, por la presencia de episodios previos de sondaje o patología prostática). En su defecto se consideraría de segunda elección, en estos pacientes, la anestesia general, dejando en último término la anestesia raquídea. Este objetivo de mejora contribuiría sobretodo en cirugías de tarde a evitar pernoctas no planificadas y aumentaría las posibilidades de ambulatorización.

Respecto a la cirugía ambulatoria de la hemorroidectomía medida a través del IC 06-5840 se destaca que, frente al crecimiento constante a nivel nacional y autonómico que lo cifra en el 2013 en un 40% a nivel nacional, el Servicio de CGD del HUSC sufre un decrecimiento manifiesto del IS para este procedimiento. En el año 2014 decrece hasta situarse en 4,21%, pero ya previamente había alcanzado cifras aún más bajas, realizándose mediante CMA en el año 2011 sólo el 1,5% de las hemorroidectomías. Ha de tenerse en cuenta, sin embargo, que pese a las cifras del indicador a nivel nacional, en los escasos trabajos publicados con el cálculo del IS para hemorroidectomía apenas se supera el 5% [80].

Tras valorar estos datos, de entrada "alarmantes", se procede al análisis de la situación. En primer lugar se ha de señalar que en el tratamiento de las hemorroides se considera la ligadura con banda elástica como tratamiento de elección para el grado II[10], con resultados similares pero sin los efectos secundarios respecto a la hemorroidectomía de escisión. La mayoría de los estudios avalan que se debe reservar la hemorroidectomía de escisión para las hemorroides grado III o la recurrencia después de la ligadura con banda elástica [97,98].

El procedimiento de ligadura se realiza en consulta de proctología o en quirófanos de cirugía menor, formando parte de los considerados en el Listado C del manual

---

10 Clasificación hemorroidal [97,98]:

Grado I: Sin protrusión a la defecación o ante esfuerzos. Sangrado escaso.

Grado II: Con protrusión a la defecación y con los esfuerzos, reversible espontáneamente. Sangrado.

Grado III: Verdadero prolapso hemorroidal. Con protrusión a la defecación o a los esfuerzos, irreversible espontáneamente. Sangrado.

estándares y recomendaciones, por lo que no debe incluirse para el cálculo del IS. La mayoría de las hemorroides son de entrada candidatas a este procedimiento intervencionista no quirúrgico.

Bajo el indicador IC 06-5840 deben incluirse los procedimientos englobados sobre el CIE-9 MC correspondientes al 49.46 donde sólo se han de incluir la extirpación de hemorroides mediante hemorroidectomía. La metodología de análisis de la hospitalización en el SNS [56] publicada en el año 2007, advierte, al igual que ocurre con el IA, que en la recogida de datos para el cálculo del porcentaje de ambulatorización de procedimientos quirúrgicos se deben tomar precauciones. Estas precauciones deben ir dirigidas a detectar gran variedad de artefactos que afecten a su validez y fiabilidad fundamentalmente haciendo referencia a cirugía realizada fuera de quirófano en "salas de curas" o "quirofanitos" en relación a procedimientos de cirugía menor. Refieren que la tendencia a hacer o no hacer en quirófanos estos procedimientos no es en absoluto homogénea y tiene una indudable influencia en este indicador. Aunque con menos influencia se especifica también la inclusión de procedimientos tratados en la urgencia.

Sin pretender cuestionar la recogida de datos por parte del CMBD, se considera relevante destacar este aspecto ya que la gran diferencia entre el IS de hemorroidectomía y el IC 06-5840 puede estar en cierto modo influenciada por la falta de definiciones y de recogida de datos con criterios homogéneos.

Debido a estas razones que afectan a la metodología de recogida de datos nacionales, se puede interpretar que podrían estarse contabilizando como "hemorroidectomías" otros procedimientos sobre hemorroides (punto 49.4) incluidos dentro del CIE-9 MC [53] que son cirugía menor, tales como esclerosis (49.42), cauterizaciones (49.43), crioterapia (49.44) o ligaduras (49.45) o procedimientos urgentes como las reducciones (49.41) o la trombectomía (49.47). La inclusión de este tipo de procedimientos como una CMA los hace candidatos a participar en el cálculo del IC 06-5840 pese a que en la definición del indicador especifica que en su cálculo, sólo deben incluirse las extirpaciones hemorroidales (49.46).

Esto es difícil de demostrar ya que depende directamente de la tipificación que otorgue el profesional al procedimiento que practica, y sólo puede mejorarse mediante la formación en la recogida de información, incidiendo sobre la correcta clasificación de los procedimientos. Por lo tanto, desde la advertencia introducida en la metodología de recogida de este indicador en relación a su sobreestimación, este indicador se toma con cautela a la hora del análisis.

Otro aspecto a considerar es que un IS bajo en hemorroidectomía no tiene por qué conllevar una penalización en todos los casos, ya que puede estar mostrando criterios de una buena práctica clínica, indicando solamente la cirugía en aquellas hemorroides en las que por su complejidad no son candidatas a una técnica conservadora. Es de reseñar en este punto que una alta ambulatorización de la hemorroidectomía puede estar detectando una falta de dotación tecnológica (no disponibilidad de aparataje para colocación de bandas) o de cualificación (cirujanos sin formación en la colocación de bandas) que haga que se intervengan de entrada las hemorroides grado II lo cual constituiría una práctica cuestionable. Sólo se podría comprobar esta hipótesis si se tipificara el grado de las hemorroides tratadas al recoger este indicador, situación no contemplada hasta el momento.

No obstante, pese a lo que se ha especificado y considerando que la ambulatorización en este procedimiento tiene un límite [40], el aumento del IS de hemorroidectomía constituye un objetivo de mejora para el Servicio de CGD del HUSC. Su baja implantación se puede atribuir a que, pese a su eficacia a largo plazo en el tratamiento hemorroidal, la hemorroidectomía no está exenta de morbilidad en forma de dolor, rectorragia, estreñimiento, estenosis o prurito anal. El hecho de que una de las complicaciones más temidas por parte de los pacientes y también por parte de los cirujanos y anestesistas es el dolor postoperatorio, dificulta la ambulatorización de este procedimiento ya que el ingreso facilita la administración de analgésicos y la vigilancia de la herida.

Múltiples estrategias médicas y quirúrgicas se han usado para intentar disminuir el dolor tras la hemorroidectomía. Desde el uso de antibióticos como el metronidazol [99] asumiendo la infección de la herida como causante del dolor, hasta la esfinterotomía quirúrgica o química pensando en el espasmo como desencadenante [100,101] sin obtener resultados significativos en comparación con el baño de asiento con agua templada.

De la literatura revisada sólo se ha encontrado en el empleo pre y postoperatorio de laxantes, como la lactulosa, capacidad para disminuir este dolor postoperatorio [102] lo que se considera una medida de fácil implantación en las unidades de CMA que practiquen este procedimiento.

Por otro lado el equipo de anestesia puede desarrollar estrategias que disminuyan este efecto adverso tan temido, generando protocolos específicos del control del dolor que incluyan la posibilidad de realizar bloqueos anestésicos de la fosa isquiorrectal. Este aspecto determina una especial implicación de parte del equipo de anestesia como miembros esenciales de la UCMA, responsabilizándose con el resto del equipo en el incremento del IS.

En resumen, el gran descenso de este indicador en el Servicio de CGD del HUSC, aun teniendo en cuenta su posible sobreestimación, con respecto al referente nacional, obliga a una actuación por parte de todo el equipo implicado responsable de diseñar estrategias conjuntas de mejora que incluyan la motivación de la unidad hacia un incremento del índice, diseño de instrucciones pre y posoperatorias para ese procedimiento (lactulosa, pautas analgésicas, lavados con agua templada) así como la implementación de protocolos analgésico-anestésicos específicos. No obstante ha de tenerse en cuenta que la indicación de hemorroidectomía escisional en muchos casos implica severidad de la patología que pueden no hacerla candidata a CMA. Por tanto, ha de ser el facultativo el que valorando cada enfermo individualmente determine la modalidad quirúrgica con o sin ingreso para esta patología.

En el último apartado de este estudio de tesis doctoral se incluye el análisis de la cancelación de procedimientos. Este indicador constituye un reto en la gestión del bloque quirúrgico general y de forma específica en la cirugía realizada en modalidad ambulatoria [40]. Por esta razón, se ha establecido como indicador de calidad de la CMA, siendo recomendado en la mayoría de las guías de gestión y funcionamiento de UCMA [26,36,40,41,103].

En el control de calidad sobre las cancelaciones de procedimientos, la determinación de su magnitud y las causas de su variabilidad permite sugerir iniciativas de mejora. La cuantificación de las cancelaciones, contribuye a detectar problemas de funcionamiento interno, como podría ser un excesivo tiempo en la lista de espera, una mala información y preparación del paciente o la realización de un proceso de selección incorrecto, que sólo pueden ser mejorados si se detectan. Sin embargo, la cancelación puede producirse por problemas de salud agudos lo que permite poco margen de actuación.

De una u otra forma, las cancelaciones repercuten en el coste económico hospitalario, fundamentalmente a expensas de un quirófano no utilizado y una cama reservada, con el consecuente empeoramiento de la lista de espera quirúrgica y, en muchos casos, la insatisfacción del paciente y su familia, en detrimento de la gestión de calidad total a la que se aspira.

La detección de causas evitables y la apuesta por medidas correctoras constituye una herramienta de mejora factible desde las unidades de CMA. Esto conllevará ineludiblemente un posterior análisis de las medidas adoptadas determinando si existe mejora de los índices, objeto de análisis posteriores a este trabajo.

No existe referente nacional, publicado en el portal estadístico, que sirva como referente comparativo. El ACHS, referente internacional a la hora de ofrecer indicadores clínicos, con más de 740 organizaciones de salud participantes, recomienda a través del Australian Day Surgery Council [41], el indicador cancelación de procedimientos entre los indicadores principales para medir la calidad en cirugía ambulatoria ofreciendo sus resultados como referentes. Distingue entre incomparecencias (antes del ingreso) y cancelaciones tras el ingreso en la UCMA por enfermedades intercurrentes, procesos agudos de aparición imprevista y problemas administrativos.

No obstante, a la hora de tenerlo como referente (estándar) se debe tener en cuenta que en el último informe del 2013, casi el 45% de sus pacientes proceden de hospitales privados, situación que difiere de los pacientes del SNS español [104]. Por otro lado, como ocurre en otras publicaciones [105], incluyen procedimientos considerados "ambulatorios" no incluidos en la definición de CMA del MSC [26], como son las endoscopias.

Otro aspecto relevante es el carácter voluntario a la hora de recoger este indicador por el grupo australiano. Este hecho, sin poder ser demostrado con los datos de su informe, podría estar sesgando el índice, ya que resultados no favorables podrían no ser recogidos (los hospitales pueden no enviar sus índices si no son óptimos). Esto, si así fuera, estaría condicionando un incremento del índice, o visto de otra forma, que la comparación se realiza con centros de "buenos resultados" (los mejores).

La literatura muestra, para este indicador, tasas que oscilan entre 0,5 y 17% [54,105-108] para cirugía programada. En España, Jiménez [109], en 2005 determinó en una serie de 10 años una tasa de cancelaciones del 4%. El mismo grupo publica una serie más reciente manteniendo una tasa similar [54].

En la serie estudiada del HUSC, el índice CP de CMA es de 4,24%, estando dentro de los límites publicados por la literatura para este indicador, tanto a nivel nacional como internacional, manteniéndose estable en los años estudiados (2013 y 2014). Como en los otros 2 indicadores analizados, IA e IS, se observa que en la mayoría de los trabajos se especifica este indicador para procedimientos realizados en modalidad ambulatoria de forma global y, excepcionalmente, se especifica para procedimientos de cirugía general [54].

A diferencia de otros estudios publicados en los que más del 50% de las cancelaciones presentan una causa evitable [54,107,109], en el Servicio de CGD del HUSC, la mayoría de las cancelaciones son inevitables (69,16%) o difícilmente evitables (1,87%).

Se consideran como causas inevitables de cancelación las derivadas del hecho de que el paciente presente al ingreso una enfermedad aguda o una enfermedad previa que contraindica la cirugía electiva. En el análisis comparativo con el mismo indicador de la ACHS, las cancelaciones por causas inevitables en el Servicio de CGD del HUSC presentan un índice significativamente superior al de la ACHS, tanto por enfermedad aguda (CI 3.2) como por empeoramiento de situación previa (CI 3.1).

Por otro lado, el grupo australiano experimenta respecto al indicador 3.1 del año 2013, por enfermedad intercurrente, un incremento respecto a informes previos, considerando la existencia de una relación importante entre el asesoramiento preoperatorio (mejor identificación de condiciones preexistentes) y este indicador, pendiente de mejora [41]. Sin embargo, el mismo grupo presenta un descenso del indicador 3.2 por enfermedades agudas, principal causa de cancelaciones en la serie del Servicio de CGD del HUSC, en el año 2013 respecto a previos.

Pese a considerar la existencia de procesos agudos e intercurrentes como una causa inevitable de cancelación, si el hecho es conocido el mismo día de la intervención, precisa una reflexión en búsqueda de oportunidades de mejora, ya que constituye el principal motivo de cancelación en la serie del Servicio de CGD del HUSC y supera de forma significativa este referente internacional.

El determinante de estas cancelaciones es que el acontecimiento sobre la salud del paciente se detecte intrahospitalariamente (al ingreso). El campo de mejora ha de buscar actuaciones preventivas que eviten que esos problemas de salud (inevitables) provoquen una cancelación. La tendencia estacional de las cancelaciones parece poder establecer un posible incremento de estos procesos en determinadas estaciones (otoño e invierno) donde las infecciones del tracto respiratorio alto son más frecuentes, sobretodo en población añosa. A su vez estos cuadros infecciosos pueden empeorar enfermedades de base como la enfermedad pulmonar obstructiva crónica [110].

Desde una perspectiva de propuestas de mejora, se encuentran algunas medidas con respecto a este índice. En un primer lugar, la planificación desde la consulta preoperatoria de una visita al médico de atención primaria 24-48 horas antes de la hospitalización, en aquellos pacientes identificados como de riesgo de cancelación (pacientes mayores o a partir de un ASA II). Por otro lado, se ha de incidir en especificar en las instrucciones preoperatorias instrucciones claras respecto a la posible detección de casos (toma de temperatura, evaluación del estado general). Un ejemplo de estas recomendaciones preoperatorias se adjunta en el anexo 4. Estas medidas, junto al adiestramiento en la consulta preoperatoria en la notificación por parte del usuario 24 horas antes de la intervención de cambios en el estado de salud podrían contribuir en la disminución de este índice.

Es relevante en este punto la necesidad de creación de una bolsa de pacientes “en reserva”, especialmente recomendada en los meses de otoño e invierno, utilizados como recambio en caso de detección de problemas de salud agudos el día previo a la intervención.

Aunque algunos trabajos encuentran escasa repercusión de la consulta preoperatoria en las cancelaciones en la cirugía con ingreso [111], Souzdalnitski [112] en su artículo de revisión determina que la instauración de una serie de medidas clínicas preoperatorias reduce el número de cancelaciones en el día de la cirugía hasta en un 50%.

McKendrick [113] obtiene una disminución de las razones médicas de suspensión de casi el doble con la introducción de la revisión clínica preoperatoria, usando distintas estrategias entre las que incluían la telemedicina. Destaca que con la telemática aporta los mismos resultados que la consulta física o la visita domiciliaria, pero no detalla el impacto sobre la reducción del coste.

Este aspecto no puede atribuirse sólo a la exploración clínica sino a una mayor responsabilidad del paciente sobre sus citas y mejor información preoperatoria tras esa consulta médica. No existe información sobre la existencia de esta "posible consulta preoperatoria" en relación a la baja tasa de este indicador en la ACHS con respecto al del HUSC. El único factor conocido es el diferente sistema de financiación en el que se desarrollan estos indicadores australianos [41] aunque no se especifican medidas adicionales de mejora en este aspecto.

Por estas razones, podrían ser convenientes estudios que evalúen este tipo de propuestas tanto en términos de calidad asistencial, efectividad, y eficiencia, por ejemplo en términos de coste/efectividad o de coste/utilidad, de forma específica en la modalidad quirúrgica de CMA.

En el Servicio de CGD del HUSC las medidas preoperatorias de prevención de la cancelación están altamente implementadas. Se pone especial interés en la instrucción preoperatoria del paciente candidato a CMA, facilitándole una hoja de instrucciones previas, y tomando el tiempo necesario en la consulta para intentar garantizar la comprensión de las instrucciones no sólo en relación al procedimiento sino en relación a la organización y características de la CMA.

Las posibilidades de disminuir el índice CP por causas inevitables en el Servicio de CGD del HUSC se consideran bastante limitadas. No obstante, pese a que todas las medidas recomendadas están instauradas, la alta tasa de cancelaciones "inevitables", obliga a revisar que todo el proceso ya constituido se esté realizando de forma idónea.

Por otro lado, debe replantearse de nuevo la inclusión de procedimientos anestésicos menos invasivos, como la anestesia local en la reparación herniaria como una medida que podría limitar las cancelaciones en determinados pacientes con un proceso agudo leve, ya que no conllevan grandes cambios hemodinámicos ni respiratorios contribuyendo a la mejora de este índice.

La falta de recursos, como causa de cancelación, es difícilmente evitable, y resultó ser prácticamente anecdótica en la serie del Servicio de CGD del HUSC (1,87% de las cancelaciones). Los casos registrados fueron debidos a la huelga sanitaria acontecida en la Comunidad de Madrid en el año 2013, que condujo a una reducción de la actividad asistencial como medida preventiva.

La tipología de la CMA del HUSC (unidad integrada no autónoma), cuya programación quirúrgica no ha de competir con la cirugía urgente (el hospital carece de urgencias quirúrgicas) y con una programación específica de CMA, que rara vez obliga a la "prolongación de quirófano", contribuye a que el porcentaje de causas difícilmente evitables por falta de recursos sea muy inferior a otras unidades integradas en un bloque quirúrgico de un hospital general de referencia que llegan hasta el 25% [54]. En este sentido, dadas las características del HUSC, la UCMA actúa como si fuera una unidad autónoma integrada. Probablemente por estas razones parece existir consenso en recomendar las unidades específicas de CMA como medida para reducir el número de cancelaciones [26,40,54,109].

Pese a que la mayoría de las cancelaciones del Servicio de CGD del HUSC son inevitables, existe un margen de mejora en las evitables o potencialmente evitables, de aproximadamente un 30% de los casos.

El número mayor de estas causas evitables se produce por no comparecencia (16,82% del total de las cancelaciones, CP 0,64% en 2013 y 0,77% en 2014), siendo esta tasa anual similar (no se han demostrado diferencias significativas) a la tasa ofrecida por la ACHS del 2013 [41] que es del 0,53%. Esto podría traducirse en que los pacientes del HUSC presentan al menos una educación sanitaria similar a los australianos en cuanto a compromiso con sus citas quirúrgicas, pese a su diferente financiación, promovida desde la consulta preoperatoria de la UCMA donde se informa y conciencia sobre su proceso asistencial. Es preciso señalar que en el indicador del grupo australiano no se especifican las causas específicas de incomparecencia lo que señalan como un objetivo de mejora para sucesivas ediciones. La evolución del indicador en el grupo australiano presenta una tendencia descendente, aunque admiten la necesidad de una revisión en el asesoramiento pre-admisión como objetivo de mejora.

Sin embargo, en el caso del HUSC, como parte del trabajo para esta tesis doctoral, se han recopilado datos de las historias clínicas de los pacientes en búsqueda del motivo de la cancelación. El cambio de opinión del paciente con respecto a su decisión quirúrgica constituye la mitad de las causas de incomparecencia en nuestra serie. Entre las "otras causas" figuran principalmente los problemas familiares.

Como medidas de mejora de este índice además de una correcta educación desde la consulta preoperatoria, se recomienda una llamada (o SMS) 24-48 horas antes de la intervención [26] desde el área administrativa de CMA, donde se confirme telefónicamente la cita y se recuerden las actividades de preparación preoperatoria. Sin embargo, pese a su recomendación la propia guía de estándares y recomendaciones admite que dicha medida no se realiza en muchas UCMA, salvo en el comienzo de éstas. La *Healthcare Comission* (Reino Unido) [52] sugiere su realización si han trascurrido más de seis semanas tras la evaluación inicial y la cita para cirugía, como medida para evitar cancelaciones. McKendrick [113] destaca en su estudio un incremento del número de pacientes que avisó de su no comparecencia tras esta llamada telefónica, disminuyendo significativamente las cancelaciones por este motivo. Esta medida se realiza de forma rutinaria desde la secretaría del Servicio de CGD del HUSC 48 horas de la intervención, lo que ha contribuido sin duda, a que este índice sea similar al del referente australiano.

Wang [114] estudió el beneficio de una visita del personal de enfermería previa a las intervenciones de cirugía pediátrica sin encontrar beneficios significativos frente a la llamada telefónica a la hora de disminuir cancelaciones en estos pacientes.

Varios estudios avalan que la correcta instrucción preoperatoria, fundamentalmente por parte del personal de enfermería, disminuye algunas incidencias preoperatorias mejorando la satisfacción de pacientes y familiares [114,115]. Este tipo de medidas no suelen ser efectivas si no se mantienen en el tiempo y si no se acompañan de otras como por ejemplo una rápida sustitución de pacientes, mediante la "preparación de una lista de reserva" de pacientes en lista de espera. Esta lista se contempla en el Servicio de CGD del HUSC, lo que permite en los casos detectados con anterioridad al ingreso la sustitución del paciente.

Otro aspecto a tener en cuenta con respecto a este indicador, es que puede traducir problemas de funcionamiento interno de las unidades, pudiendo ser secundarios a un excesivo tiempo en la lista de espera, debiéndose aproximar lo máximo posible la fecha de la operación a la de la consulta del especialista [109].

Otras medidas propuestas para disminuir estas cancelaciones son campañas de concienciación sobre coste real de los recursos y su limitación [54], aunque la evaluación de estas medidas todavía no ha demostrado una eficacia probada [112,115].

Tras el ingreso, 11 cancelaciones (el 10,28 % del total) fueron por una preparación incorrecta como causa de la cancelación. Este motivo, que se considera una de las principales causas de cancelación en las series nacionales [39,54] e internacionales [113], no es especialmente relevante en la serie del Servicio de CGD del HUSC. El cálculo de CP por preparación incorrecta y falta de recursos se unifica para la comparación con el CI 3.3 de la ACHS en relación a causas administrativas y organizativas. En el presente estudio este porcentaje es similar al indicador de la ACHS (CI 3.3), situándose en el año 2014 por debajo de este indicador comunicado por hospitales australianos y neozelandeses. Este conjunto de hospitales experimenta una mejora en su serie del año 2013 pero considera que debe continuar el proceso de revisión en busca de mejoras de este índice.

En la serie del HUSC, sólo dos pacientes fueron cancelados por estudio preoperatorio incompleto y ninguno lo hizo por falta de consentimientos. Consideramos que el seguimiento por parte del Servicio de CGD del HUSC de la vía clínica "hernia inguinal" [81], contribuye a que se minimice este motivo de cancelación en esta patología, uno de los procedimientos con más peso en el Servicio de CGD del HUSC. Siguiendo esta vía clínica, no se ha programar para intervención ningún paciente que carezca de estudio preoperatorio completo o sin consentimientos firmados y entregados lo que minimiza las cancelaciones por este motivo.

Como ya se ha expuesto, existe consenso sobre la aceptación de que la protocolización a través de vías clínicas en procesos de alta prevalencia contribuye a la disminución de efectos adversos y la mejora de indicadores, por lo que se considera una medida útil recomendable para mejorar, entre otros los porcentajes de cancelaciones [116-120]. Con los hallazgos de esta tesis doctoral, se podría contribuir a tener elementos que faciliten la elaboración de un cuadro de mandos en la protocolización de indicadores de calidad y su análisis, aplicable a una vía clínica global de CMA.

Cinco pacientes fueron cancelados tras el ingreso por no haber cumplido correctamente las instrucciones preoperatorias. Se considera esencial para que disminuyan estos casos dar por escrito todas las instrucciones preoperatorias asegurando su correcta comprensión. En la unidad de CMA del Servicio de CGD del HUSC, las indicaciones se dan por escrito, no obstante, la medida correctora puede ir encaminada hacia la detección de posibles problemas de comprensión de las indicaciones, y enfatizando en la llamada telefónica estas medidas en aquellos casos potencialmente problemáticos detectados en consulta.

Por último, dos pacientes fueron mal seleccionados, lo que originó la suspensión de su intervención. Se considera de especial relevancia la formación específica y la existencia de criterios explícitos de selección de pacientes para cirugía en régimen de CMA. No obstante este porcentaje es anecdótico y en cierto modo asumible, ya que como se ha comentado en relación al IS la elección de la ambulatorización de procedimientos, sobre todo los complejos, permite cierto margen. Por tanto es esperable que lo que para un facultativo podría plantearse para CMA otro lo considere de ingreso aún sin haber un mal criterio de selección.

Se podría concluir diciendo que las cancelaciones dependen de muchos factores: organizativos, el tipo de cirugía que se realiza, las condiciones médicas de los pacientes, el tipo de centro y la disponibilidad de personal, entre otros factores menos relevantes. Pocos cambios en la estructura de la CMA han demostrado utilidad, aunque es un tema aún en debate [121]. El rediseño de la forma de trabajo (vías clínicas), la mejora de la atención al paciente perioperatorio (consulta y llamada previa), y proporcionar una gestión satisfactoria de los recursos humanos y organizativos deben plantearse como medidas a adoptar.

Las medidas llevadas a cabo desde el Servicio de CGD del HUSC parecen adecuadas ya que se encuentra en rangos similares a los referentes australianos (quizás los mejores centros de Australia, dado el carácter voluntario del registro) en relación a las causas evitables, administrativas y por no comparecencia. En cuanto a las causas inevitables por enfermedad aguda intercurrente, existe poco margen de mejora ya que tras la revisión de la literatura todas las medidas propuestas están implementadas en el Servicio.

De acuerdo con Dimitriadis [121] hasta el momento, la medida más adecuada para avanzar en el dilema de las cancelaciones consiste en analizarlas con detalle en cada centro, aplicar medidas específicas sobre los resultados, y establecer expectativas razonables con respecto a CP con el claro entendimiento de que simplemente no existe el tipo ideal [122,123].

Las auditorías llevadas a cabo a intervalos regulares para averiguar el funcionamiento, la detección de incidencias de una forma precoz junto a una reprogramación ágil frente a las frecuentes e imprevisibles cancelaciones o inasistencias de origen variado, así como la aplicación de vías clínicas que disminuyan la variabilidad, constituyen las medidas más aceptables para mejorar este indicador.

CONCLUSIONES

CONCLUSIONES

1. La Cirugía Mayor Ambulatoria en el Servicio de Cirugía General y Digestivo del Hospital Universitario Santa Cristina está más desarrollada que en el promedio de hospitales del Sistema Nacional de Salud en relación al Índice de Ambulatorización y al Índice de Sustitución de patología herniaria.

2. Existen oportunidades de mejora en la ambulatorización de las colecistectomías y en la cirugía de la hemorroidectomía.

3. Las características del Hospital Universitario Santa Cristina favorecen el desarrollo de la cirugía ambulatoria.

4. Para comparar con propiedad el Índice de Ambulatorización con estándares de referencia debería ofrecerse por grupos de hospitales controlando por complejidad. En su defecto debe realizarse el análisis combinado entre el Índice de Ambulatorización y el Índice de Sustitución.

5. No existen estándares comparativos a nivel nacional para el indicador Cancelación de Procedimientos. Los indicadores clínicos del Consejo Australiano de Estándares de Salud constituyen un referente comparativo óptimo.

6. La Cirugía Mayor Ambulatoria en el Servicio de Cirugía General y Digestivo del Hospital Universitario Santa Cristina es comparable a los referentes australianos en algunos aspectos de la Cancelación de Procedimientos.

7. Es deseable la homogenización de las definiciones de los Indicadores Clave ofrecidos por el Ministerio de Sanidad, Servicios Sociales e Igualdad, respecto a las definiciones operacionales de los indicadores de calidad de Cirugía Mayor Ambulatoria, lo que haría más fiables las comparaciones.

8. El análisis periódico y comparativo de indicadores de calidad de Cirugía Mayor Ambulatoria contribuye a la detección de problemas y permite la instauración de medidas concretas encaminadas a su resolución.

BIBLIOGRAFÍA

BIBLIOGRAFÍA

1. Galina, E. Medir: origen de muchos conceptos matemáticos. Rev Educ Mat. 2009;(24)2-22.
2. Diccionario de la lengua española (23.ª edición). Real Academia Española, 2014. [Publicación en internet]. Consultado el 20 de agosto de 2015. Disponible en http://www.rae.es.
3. Alcalde J, Landa JI. Ruiz P. Introducción a la gestión clínica. En: Ruiz P, Alcalde J, Landa JI, editores. Gestión clínica en cirugía. Madrid: Arán editores; 2005. p. 24-43.
4. Berwick D. Physicians as Leaders in Improving Health Care: A New Series in Annals of Internal Medicine. Ann Intern Med. 1998;128(4):289.
5. Joint Commission on Accreditation of Healthcare Organizations. Características de los indicadores clínicos. Rev Calid Asist. 1991;6:65-74.
6. Rodríguez E, Ruíz P, Gómez M. Indicadores clínicos. En: Ruíz P, Alcalde J, Landa JI. Gestión clínica en cirugía. Madrid: Arán editores; 2005. p. 92-115.
7. Donabedian A. Evaluating the Quality of Medical Care. Milbank Q. 2005;83(4):691-729.
8. Vuori HV, Delgado R, Sunol R. El control de calidad en los servicios sanitarios. Concepto y metodología. Barcelona: Masson; 1988.
9. Ministerio de Sanidad, Servicios Sociales e Igualdad. Sistema de Información Sanitaria del Sistema Nacional de Salud. Subdirección General de Información Sanitaria e Innovación. Madrid: Ministerio de Sanidad, Servicios Sociales e Igualdad; 2014.
10. Ministerio de Sanidad, Servicios Sociales e Igualdad. Norma estatal de los GRD (AP-GRD v25) por tamaño hospital. Año 2010. Madrid: Ministerio de Sanidad, Servicios Sociales e Igualdad; 2014.

11. Sociedad Española de Calidad Asistencial. Indicadores de calidad para hospitales del Sistema Nacional de Salud. Zaragoza: SECA; 2012.
12. Aranaz A, Ivorra F, Compañ F. La calidad de la asistencia. Componentes de la calidad. Indicadores de calidad en cirugía mayor ambulatoria. En: Porrero JL, Porrero B. Cirugía mayor ambulatoria. Eficiencia de la asistencia sanitaria. WIN2WIN WORLDWIDE ediciones: Madrid. p. 801-16. *En prensa. Citado con el permiso escrito del autor.*
13. Aranaz JM, Aibar C, Vitaller J, Mira IJ. Gestión sanitaria: Calidad y seguridad de los pacientes. Madrid: Ediciones Díaz de Santos; 2008.
14. JCAHO. Estándares de acreditación de hospitales. Barcelona: Fundación Avedis Donabedian; 1997.
15. Carrasco Al, González E. Manual práctico de acreditación de hospitales. Valladolid: Editora Médica Europea; 1993.
16. Ministerio de Sanidad, Servicios Sociales e Igualdad. Estadística de centros sanitarios de atención especializada 2012. Información y estadísticas sanitarias 2014. Madrid: Ministerio de Sanidad, Servicios Sociales e Igualdad; 2014.
17. Soria-Aledo V, Colina Alonso A. Clinical Management in Hard Times. Cir Esp. 2015;93(4):211-2.
18. Davis JE. The future of major ambulatory surgery. Surg Clin North Am. 1987;67(4):893-901.
19. Real Decreto 1277/2003, de 10 de octubre, por el que se establecen las bases generales sobre autorización de centros, servicios y establecimientos sanitarios". Boletín Oficial del Estado de 23 de octubre de 2003, núm. 254, pp. 37893-902. [Publicación en Internet]. Consultado el 15 de septiembre de 2015. Disponible en: https://www.boe.es/diario_boe/txt.php?id=BOE-A-2003-19572.

20. Morales L, Alonso M. Impacto de la Cirugía Mayor Ambulatoria en España. En: Porrero JL. Cirugía mayor ambulatoria. 2ª ed. Barcelona: Masson; 2002. p. 9-22.
21. Rivera J, Giner M, Subh M. Cirugía ambulatoria: estudio piloto. Cir Esp. 1988;44:865-74.
22. Sierra Gil E. Cirugía mayor ambulatoria y cirugía de corta estancia. Experiencias de una década y perspectivas para el futuro. Cir Esp. 2001;69(4):337-9.
23. Ministerio de Sanidad y Consumo. Cirugía Mayor Ambulatoria. Guía de Organización y Funcionamiento. Madrid: Ministerio de Sanidad y Consumo; 1993.
24. Porrero JL. Motivos de la lenta y desigual implantación de la cirugía mayor ambulatoria en nuestro país. Cir Esp. 2000;68:1-2.
25. Marín J, Zaragoza C, Barrera JM. Antecedentes históricos y evolución de la cirugía mayor ambulatoria en España. En: Porrero JL. Cirugía mayor ambulatoria. 2ª ed. Barcelona: Masson; 2002. p. 1-8.
26. Ministerio de Sanidad y Consumo. Estándares y recomendaciones. Unidad de Cirugía Mayor Ambulatoria. Madrid: Ministerio de Sanidad y Consumo; 2008.
27. Ministerio de Sanidad, Servicios Sociales e Igualdad. Informe anual del Sistema Nacional de Salud, 2013. [Publicación en Internet]. Consultado el 15 de septiembre de 2015. Disponible en http://www.msssi.gob.es/estadEstudios/estadisticas/sisInfSanSNS/tablasEstadisticas/InfAnSNS.htm.
28. Ministerio de Sanidad, Servicios Sociales e Igualdad. Informe de estadísticas de los centros sanitarios de atención especializada del año 2012. Madrid: Ministerio de Sanidad, Servicios Sociales e Igualdad; 2013.
29. Moral L, Porrero JL. Impacto de la cirugía mayor ambulatoria en España. En: Porrero JL, Porrero B. Cirugía mayor ambulatoria. Eficiencia de la asistencia sanitaria.

Madrid: WIN2WIN WORLDWIDE ediciones; 2015. p. 801-16. *En prensa. Citado con el permiso escrito del autor.*

30. Castoro C, Bertinato L, Baccaglini U, Drace C, McKee M. Day Surgery: making it happen. Policy brief. Copenhagen: WHO-EURO and European Observatory on Health Systems and Policies; 2007.
31. 10 High Impact Changes across the NHS. London: National Health Service Modernisation Agency; 2004.
32. Lemos P, Jarrett P, Philip B. Day Surgery. Development and practice. London: International Association for Ambulatory Surgery (IAAS); 2006.
33. Rutkow IM. International comparison of ambulatory surgery: status in the United States. Chirurg. 1995;66:480-6.
34. Aranaz JM, Gea MT, Marín G. Acontecimientos adversos en un servicio de cirugía general y de aparato digestivo de un hospital universitario. Cir Esp. 2003;73:104-9.
35. Jiménez A, Elia M, Gracia JA, Artigas C, Lamata F, Martínez M. Indicadores de calidad asistencial en cirugía mayor ambulatoria. Cir Esp. 2004;76(5):325-30.
36. Aranaz JM, Zarco A, Ruiz J, Mirra JJ, Arroyo A, Braña J, et al. Conjunto mínimo de indicadores de calidad asistencial para cirugía sin ingreso. Todo hospital. 1999;66:555-64.
37. Maestre JM. Quality control in ambulatory major surgery. Rev Esp Anestesiol Reanim. 2000;47:99-100.
38. Verde L, López-Pardo E. Índices de calidad en cirugía ambulatoria. Cir May Amb. 2013;18(3):114-6.
39. Martínez F, et al. Indicators of healthcare quality in day surgery (2010-2012). Rev Calid Asist. 2014 May-Jun;29(3):172-9.

40. Guerrero AM. Estructura y funcionamiento de la cirugía mayor ambulatoria. En: Ruiz P, Alcalde J, Landa JI, editores. Gestión clínica en cirugía. Madrid: Arán ediciones; 2005.

41. Australasian Clinical Indicator Report: 2006–2013: 15th Edition. Sydney: Australian Council on Healthcare Standards (ACHS); 2014.

42. Clinical indicators in day surgery and endoscopy. A users' manual. Royal Australasian College of Surgeons. Melbourne: ACHS; 2000.

43. Mateo CM, Cortiñas M, López A, García O, González E, Martínez L. Análisis de complicaciones e indicadores de calidad en una unidad de CMA. Cir May Amb. 2007;12(2):71-4.

44. Chukmaitov A, Menachemi N, Brown L, Saunders C, Brooks R. A Comparative Study of Quality Outcomes in Freestanding Ambulatory Surgery Centers and Hospital-Based Outpatient Departments: 1997-2004. Health Serv Res. 2007;43(5):1485-504.

45. Ministerio de Sanidad, Servicios Sociales e Igualdad. Indicadores clave del Sistema Nacional de Salud (INCLASNS. Versión 2). Madrid: Ministerio de Sanidad, Servicios Sociales e Igualdad; [Publicación en Internet]. Consultado el 15 de septiembre de 2015. Disponible en: http://www.msssi.gob.es/estadEstudios/estadisticas/sisInfSanSNS/docsInclaSNS/Manual_usuario_BD_INCLASNS.pdf.

46. DECRETO 62/2004, de 15 de abril, del Consejo de Gobierno, por el que se crea la Unidad Central de Gestión, los Comités Técnicos, la Comisión Central de Seguimiento y Evaluación y el Registro Unificado de Pacientes del Plan Integral de Reducción de la Espera Quirúrgica. Boletín Oficial de la Comunidad de Madrid, 19 de abril de 2004, nº 92, pp 7-12. [Publicación en Internet]. Consultado el 15 de septiembre de 2015. Disponible en:

http://www.madrid.org/cs/Satellite?cid=1142644982332&language=es&pagename=PortalSalud%2FPage%2FPTSA_pintarContenidoFinal&vest=1142644974506.

47. REAL DECRETO 605/2003, de 23 de mayo, por el que se establecen medidas para el tratamiento homogéneo de la información sobre las listas de espera en el Sistema Nacional de Salud. Boletín Oficial del Estado, 5 de junio 2003, nº 134, pp 21830-21840. [Publicación en Internet]. Consultado el 15 de septiembre de 2015. Disponible en: http://www.madrid.org/cs/Satellite?cid=1142644982332&language=es&pagename=PortalSalud%2FPage%2FPTSA_pintarContenidoFinal&vest=1142644974506.

48. REAL DECRETO 1039/2011, de 15 de julio, por el que se establecen los criterios marco para garantizar un tiempo máximo de acceso a las prestaciones sanitarias del Sistema Nacional de Salud. Boletín Oficial del Estado, 29 de agosto de 2011, nº 207, pp 93953-8. [Publicación en Internet]. Consultado el 15 de septiembre de 2015. Disponible en: http://www.madrid.org/cs/Satellite?cid=1142644982332&language=es&pagename=PortalSalud%2FPage%2FPTSA_pintarContenidoFinal&vest=1142644974506.

49. Ministerio de Sanidad, Servicios Sociales e Igualdad. Indicadores clave del Sistema Nacional de Salud [Publicación en Internet]. Consultado el 6 de julio de 2015. Disponible en: http://www.msssi.gob.es/estadEstudios/estadisticas/sisInfSanSNS/inclasSNS_DB.htm

50. Ministerio de Sanidad, Servicios Sociales e Igualdad. Información estadística de hospitales. Estadística de Centros Sanitarios de Atención Especializada. Madrid: Ministerio de Sanidad, Servicios Sociales e Igualdad [Publicación en Internet]. Consultado el 20 de agosto de 2015. Disponible en: http://www.msssi.gob.es/estadEstudios/estadisticas/estHospiInternado/inforAnual/homeESCRI.htm.

51. Ministerio de Sanidad, Servicios Sociales e Igualdad. Explotación del registro de altas - CMBD - del Sistema Nacional de Salud. Estadísticos de referencia estatal de GRD. Años 2000-2008. Informes por GRD - Categoría diagnóstica mayor. Subapartado: Enfermedades y trastornos del aparato digestivo – GRDs. [Publicación en Internet]. Consultado el 20 de agosto de 2015. Disponible en: http://www.msssi.gob.es/estadEstudios/estadisticas/cmbd/informes/home.htm.

52. Healthcare Commission. Acute hospital portfolio review. Day surgery. London: Commission for Healthcare Audit and Inspection; 2005.

53. Ministerio de Sanidad, Política Social e Igualdad. Clasificación Internacional de enfermedades 9ª Revisión Modificación Clínica. CIE-9 MC. 8ª Edición. Madrid: Ministerio de Sanidad, Política Social e Igualdad; 2012.

54. Guillén JM, Bernadó AJ, Solanas JA, Guedea ME, Villahoz ER, Díez MM. Cancellation in CMA: incidence and causes. Cir Esp. 2012:90(7):429-33.

55. Xunta de Galicia. EPIDAT: Análisis Epidemiológico de Datos. Epidat 4.1. Servizo de Epidemioloxía de la Dirección Xeral de Innovación e Xestión da Saúde Pública de la Consellería de Sanidade. [Publicación en Internet]. Consultado el 15 de diciembre 2014. Disponible en: http://www.sergas.es/MostrarContidos_N3_T01.aspx?IdPaxina=62713.

56. Ministerio de Sanidad y Consumo. Metodología de análisis de la hospitalización en el Sistema Nacional de Salud. Modelo de indicadores basado en el Registro de Altas (CMBD) documento base. Agencia de Calidad del Sistema Nacional de Salud. Madrid: Ministerio de Sanidad y Consumo; 2007.

57. Porrero JL. Cirugía mayor ambulatoria. Manual práctico. Madrid: Doyma; 2002.

58. Ramos B, Porrero JL, Mira J, Quirós E, Villar S. Estudio comparativo de la calidad percibida por los pacientes en cirugía mayor ambulatoria en dos periodos de tiempo. Cir May Amb. 2011;16 (1):6-11.

59. Toftgaard, C. World wide day surgery activity 2003: IAAS Survey of Ambulatory Surgery. Ambul Surg. 2007;13(5-24):11-61.

60. Moral L, Porrero JL. Análisis del impacto de la cirugía mayor ambulatoria en España. En: Porrero JL, Porrero B. Cirugía mayor ambulatoria. Eficiencia de la asistencia sanitaria. p. 801-816. WIN2WIN WORLD WIDER ediciones. *En prensa. Citado con el permiso escrito del autor.*

61. Hospitales TOP 20. Clasificación de hospitales. Barcelona: IASSIST; 2011.

62. Aranaz-Andrés JM, Aibar-Remón C, Vitaller-Burillo J, Gea-Velázquez de Castro MT. Indicadores de gestión y funcionamiento hospitalario. 3ª Edición. Bogotá: Editorial Médica Panamericana; 2007.

63. Colomer J, Ondategui S, Esteban E. Índices de sustitución en cirugía mayor ambulatoria: medir, contar y comparar. Gac Sanit. 2001;15(6):523-6.

64. Vila Blanco J, Antonio Velasco J. Nuevas prácticas asistenciales: implantación de una unidad de cirugía mayor ambulatoria. Cir Esp. 2002;72(3):137-42.

65. Davis JE, Sugioka K. Selecting the patient for major ambulatory surgery: Surgical and anaesthesiology evaluations. Surg Clin North Am. 1987;67:721-32.

66. Consejería de Salud de la Junta de Andalucía. Guía de diseño y mejora continua de procesos asistenciales: calidad por sistema. Sevilla: Junta de Andalucía; 2001.

67. Sociedad española de calidad asistencial. La calidad de la atención sanitaria. Indicadores de efectividad clínica. Madrid: SECA; 2013.

68. Kozak LJ, McCarthy E, Pokras R. Changing Patterns of Surgical Care in the United States, 1980-1995. Health Care Financ Rev. 1999;21(1):31-49.

69. Ministerio de Sanidad, Política Social e Igualdad. Explotación del registro de altas-CMBD-del Sistema Nacional de Salud. Estadísticos de referencia estatal de GRD. Años 2000-2008. [Publicación en Internet]. Consultado el 20 de agosto de 2015.

Disponible en: http://www.msssi.gob.es/estadEstudios/estadisticas/cmbd/informes/home.htm.

70. Planells Roig M, Garcia Espinosa R, Cervera Delgado M et al. Ambulatory Laparoscopic Cholecystectomy. A Cohort Study of 1600 Consecutive Cases. Cir Esp. 2013;91(3):156-62.
71. Jiménez Fuertes M, Costa Navarro D. Outpatient Laparoscopic Cholecystectomy and Pain Control: A Series of 100 Cases. Cir Esp. 2015;93(3):181-6.
72. Serralta A, García-Espinosa R, Martínez-Casañ P, Hoyas L, Planells M. Outpatient laparoscopic cholecystectomy. Four years of experience. Rev Esp Enferm Dig. 2001;93(4):207-13.
73. Lafortune G, Balestat G, Durand A. Comparing activities and performance of the hospital sector in Europe: how many surgical procedures performed as inpatient and day cases? Paris: OECD Health Division; 2012.
74. Gurusamy K, Junnarkar S, Farouk M, Davidson B. Meta-analysis of randomized controlled trials on the safety and effectiveness of day-case laparoscopic cholecystectomy. Br J Surg. 2008;95(2):161-8.
75. Serra A, Roig M, Lledo J et al. The Learning Curve in Ambulatory Laparoscopic Cholecystectomy. Surg Laparosc Endosc Percutan Tech. 2002;12(5):320-4.
76. Boddy A, Mehta S, Rhodes M. The Effect of Intraperitoneal Local Anesthesia in Laparoscopic Cholecystectomy: A Systematic Review and Meta-Analysis. Anesth Analg. 2006;103(3):682-8.
77. Planells M, Arnal C, Garcia R, Cervera M, Carrau M. Ambulatory laparoscopic cholecystectomy by minilaparoscopy versus traditional multiport ambulatory laparoscopic cholecystectomy. Prospective randomized trial. Cir Esp. 2015:04:10-6.

78. Ministerio de Sanidad, Política Social e Igualdad. Indicadores avanzados i-CMBD. . [Publicación en Internet]. Consultado el 20 de agosto de 2015. Disponible en: http://www.msssi.gob.es/estadEstudios/estadisticas/cmbdhome.htm.

79. Jiménez A, Elia M, Antonio Gracia J, Artigas C, Lamata F, Martínez M. Indicadores de calidad asistencial en cirugía mayor ambulatoria. Cir Esp. 2004;76(5):325-30.

80. Flores B, Carrasco L, Soria V et al. Índice de sustitución como indicador de calidad en cirugía mayor ambulatoria. Evolución anual en un servicio de cirugía. Rev Calid Asist. 2002;17(6):350-2.

81. Rodríguez E, Villeta R, Ruiz P, Alcalde J, Landa I, Jaurrieta E. Proyecto nacional para la gestión clínica de procesos asistenciales. Tratamiento quirúrgico de la hernia inguinal. Cir Esp. 2005;77:194-202.

82. Soria-Aledo V, Pellicer E, Candel Arenas MF, et al. Evaluation of a clinical pathway for laparoscopic cholecystectomy. Cir Esp. 2005;77:86-90.

83. Soria-Aledo V, Flores Pastor B, Candel Arenas MF, et al. Evaluation and monitoring of the clinical pathway for thyroidectomy. Am Surg. 2008;74:29-36.

84. Merrill DG, Laur JJ. Management by outcomes: efficiency and operational success in the ambulatory surgery center. Anesthesiol Clin. 2010;28:329-51.

85. Romero-Simó M, Aguayo-Albasini JL. Cirugía mayor ambulatoria y vías clínicas: Una combinación estimulante. Cir Esp. 2010;88:228-31.

86. Quecedo L, Gilsanz F. Vías clínicas en cirugía mayor ambulatoria. Cir May Amb. 2003;8:65-7.

87. Aguayo JL, Campillo A. Vía Clínica: hernia inguinal. En: Morales S, Barreiro F, Hernández P, Feliú X. Guías clínicas de la Asociación Española de Cirujanos. Cirugía de la pared abdominal. Madrid: Arán ediciones, S.L.; 2013. p. 591-6.

88. Romero-Simó M, Soria-Aledo V, Rodríguez-Cuellar E, et al. Guías y vías clínicas. ¿Existe realmente diferencia? Cir Esp. 2010;88:81-4.

89. Bakota B, Kopljar M, Baranovic S, Miletic M, Marinovic M, Vidovic D. Should we abandon regional anesthesia in open inguinal hernia repair in adults? Eur J Med Resch. 2015;20(1):76

90. Amid PK, Shulman AG, Lichtenstein IL. Local anesthesia for inguinal hernia repair step-by-step procedure. Ann Surg. 1994;220(6):735-7.

91. Lundström KJ, Sandblom G, Smedberg S, Nordin P. Risk factors for complications in groin hernia surgery: a national register study. Ann Surg. 2012;255(4):784-8.

92. Milone F, Salvatore G, Leongito M, et al. Hernia repair and local anesthesia. Results of a controlled randomized clinical trial. G Chir. 2010;31(11-12):552-5.

93. Nordin P, Zetterström H, Gunnarsson U, et al. Local, regional, or general anaesthesia in groin hernia repair: Multicentre randomised trial. Lancet. 2003;362(9387):853-8.

94. Van Veen RN, Mahabier C, Dawson I, et al. Spinal or local anesthesia in Lichtenstein hernia repair: A randomized controlled trial. Ann Surg. 2008;247(3):428-33.

95. Vega V, García MA, Urbano MA. Anestesia local en las hernias inguinocrurales: indicaciones y técnica. En: Morales S, Barreiro F, Hernández P, Feliú X. Guías clínicas de la Asociación Española de Cirujanos. Cirugía de la pared abdominal. Madrid: Arán ediciones, S.L.; 2013. p.308-14.

96. Porrero JL, Sanchez C, Diaz P, Lee P. Postoperative analgesia in herniorraphy with local anesthesia and monitored anesthesia care. Hernia.1998;2:103-6.

97. Parrilla P, Landa JI. Manual de cirugía de la AEC, 2.a ed. Madrid: Editorial Panamericana; 2010.

98. Shanmugam V, Hakeem A, Campbell KL, Rabindranath KS, Steele RJC, Thaha MA, Loudon MA. Rubber band ligation versus excisional haemorrhoidectomy for haemorrhoids. Cochrane Database of Systematic Reviews. 2005, Issue 1. Art. No.: CD005034.

99. Carapeti E, Kamm M, McDonald P, Phillips R. Double-blind randomised controlled trial of effect of metronidazole on pain after day-case haemorrhoidectomy. The Lancet. 1998;351(9097):169-72.

100. Mathai V, Ong B, Ho Y. Randomized controlled trial of lateral internal sphincterotomy with haemorrhoidectomy. Br J Surg. 1996;83(3):380-2.

101. Wasvary H, Hain J, Mosed-Vogel M, Bendick P, Barkel D, Klein S. Randomized, prospective, double-blind, placebo-controlled trial of effect of nitroglycerin ointment on pain after hemorrhoidectomy. Dis Colon Rectum. 2001;44(8):1069-73.

102. London N, Bramley P, Windle R. Effect of four days of preoperative lactulose on posthaemorrhoidectomy pain: results of placebo controlled trial. Br Med J (Clin Res Ed). 1987;295(6594):363-4.

103. Giner M. Acreditación de Unidades de Cirugía Mayor Ambulatoria. En Porrero JL, editor. Cirugía Mayor Ambulatoria. Manual práctico. Madrid: Ed. Doyma; 1999. p. 349-71.

104. Ministerio de Sanidad, Servicios Sociales e Igualdad. La hospitalización en el Sistema Nacional de Salud CMBD – Registro de altas. Informe resumen 2010. Madrid: Ministerio de Sanidad, Servicios Sociales e Igualdad; 2012.

105. Saralegui J, Rodriguez N, Rigby M, Ugarte S. Indicadores de actividad y calidad asistencial en una unidad de cirugía de día. Experiencia en los últimos tres años. Anest Analg Reanim. 2009;22:18-23.

106. Seim A, Fagerhaug T, Ryen S et al. Causes of Cancellations on the Day of Surgery at Two Major University Hospitals. Surg Innov. 2009;16(2):173-80.

107. Macarthur A. Determinants of pediatric day surgery cancellation. J Clin Epidemiol. 1995;48(4):485-9.

108. Lacqua MJ, Evans JT. Cancelled elective surgery: an evaluation. Am Surg. 1994;60:809-11.

109. Jimenez A, Artigas C, Elia M, Casamayor C, Gracia JA, Martínez M. Cancellations in ambulatory day surgery: Ten years observational study. Ambul Surg. 2006;12:119-23.

110. Instituto de Salud Carlos III. Informe de Vigilancia de la gripe en España, Temporada 2013-14. Consultado el 7 de julio de 2015. Disponible en: http://vgripe.isciii.es/gripe/documentos/20112012/InformesAnuales/.

111. Ahmed T, Khan M, Khan FA. Cancellation of surgery in patients attending the preoperative anesthesia assessment clinic: A prospective audit. J Pak Med Assoc. 2009;59:547-50.

112. Souzdalnitski D, Narouze S. Evidence-based approaches toward reducing cancellations on the day of surgery. Saudi J Anaesth. 2014;8(Suppl 1):S6-S7.

113. McKendrick DRA, Cumming GP, Lee AJ. A 5-year observational study of cancellations in the operating room: Does the introduction of preoperative preparation have an impact? Saudi J Anaesth. 2014;8(Suppl 1):S8-S14.

114. Wang E, Wright JG, Whiting JL. Do home visits by nurses reduce day surgery cancellation rates?. Med Care. 1995;33(1):119-25.

115. Kruzik N. Benefits of preoperative education for adult elective Surgery Patients. AORN J. 2009;90(3):381-7.

116. Carrasco G, Ferrer J. Las vías clínicas basadas en la evidencia como estrategia para la mejora de la calidad: metodología, ventajas y limitaciones. Rev Calid Asist. 2001;16:199-207.

117. Ruiz P, Alcalde J, Landa J.I. Las vías clínicas. Una herramienta para la gestión de los procesos. En: Ruiz P., Alcalde J., Landa J.I., editores. Gestión clínica en cirugía. Madrid: Edit. Aran ediciones; 2005. p. 165-95.

118. Esteve N, Morales R, Casas I, Sansano C. Controversias de las vías clínicas quirúrgicas. Todo Hospital. 2002;1:44-60.

119. González R.M. La estandarización de cuidados en la gestión del proceso asistencial. Rev Calid Asist. 1999;14:273-8.

120. Romero M, JL Aguayo. Major ambulatory surgery and clinical pathways: a stimulating combination. Cir Esp (English Edition). 2010;88(4):228-31.

121. Dimitriadis PA, Iyer S, Evgeniou E. The challenge of cancellations on the day of surgery. Int J Surg. 2013;11:1126-30.

122. Kumar R, Gandhi R. Reasons for cancellation of operation on the day of intended surgery in a multidisciplinary 500 bedded hospital. J Anaesthesiol Clin Pharmacol. 2012;28(1):66-9.

123. Hovlid E, Bukve O, Haug K, Aslaksen AB, von Plessen C. A new pathway for elective surgery to reduce cancellation rates. BMC Health Serv Res. 2012;12:154.

ANEXOS

ANEXO 1

Descripción del IC 06-5760 [49]

Apartado SISTEMA SANITARIO. Utilización de la atención sanitaria (Estándares comparativos) **Indicador 06-5760. Porcentaje de ambulatorización quirúrgica en el Sistema Nacional de Salud (SNS)**	
Fórmula	[a) / b)] * 100 a) Nº de intervenciones quirúrgicas sin ingreso, en un año. b) Total de intervenciones de dicho año.
Definiciones	También referida como "Tasa de ambulatorización quirúrgica" o "índice de sustitución" -cuando es calculada para un proceso específico- representa la proporción de intervenciones quirúrgicas que se llevan a cabo sin ingreso del paciente en una cama de hospitalización. **Intervención quirúrgica:** procedimiento quirúrgico que para su realización precisa del uso de quirófano. **Intervención quirúrgica sin ingreso:** aquella cirugía que tiene lugar sin hospitalización (CA) En el denominador se incluirán el total de intervenciones de CA más las efectuadas con internamiento (ingreso) del paciente. Centros que pertenecen al SNS: La red pública del SNS está compuesta los centros de dependencia y financiación pública, más los centros de dependencia privada (con o sin ánimo de lucro) que mantiene un concierto sustitutorio o pertenecen a una Red de Utilización Pública, estando financiada la mayor parte de su actividad con fondos públicos.
Fuente	Estadística de establecimientos con régimen de internado (EESCRI). MSSSI Hasta 2003 inclusive Registro de altas de hospitalización (CMBD) y CMBD-AAE. MSSSI Desde 2004 en adelante
Desagregación	Por Comunidad Autónoma Por sexo (desde 2004 en adelante)
Periodicidad	Anual
Observaciones	Hasta 2003 inclusive se consideran las intervenciones de cirugía mayor ambulatoria (CMA) registradas a través de ESCRI (Estadística de Centros en Régimen de Internado). Cobertura parcial de los registros en la comunidad autónoma de Galicia, hasta 2012
Estadísticas Internacionales	EUROSTAT(procesos seleccionados) / OCDE (procesos seleccionados)

ANEXO 2

Descripción del IC 06-5780 [49]

Apartado: SISTEMA SANITARIO. Utilización de la atención sanitaria **Indicador: 06-5780. Porcentaje de cirugía ambulatoria de la hernia**	
Fórmula	[a) / b)] * 100 a) Nº de intervenciones quirúrgicas sin ingreso b) Total de intervenciones (sin ingreso y con hospitalización) de dicho año.
Definiciones	Se contabilizarán todas las altas en las que figure alguno de los siguientes procedimientos codificados mediante la CIE-9 MC: códigos 53.0-53.17 **Intervención quirúrgica sin ingreso**: aquella cirugía que tiene lugar sin hospitalización. **Intervención quirúrgica**: aquellos procedimientos con uso de quirófano, excluyendo procedimientos en los cuales no se utilice dicho recurso. El **total de intervenciones** incluirán las anteriores, más las efectuadas con internamiento (ingreso) del paciente. Centros que pertenecen al SNS: La red pública del SNS está compuesta los centros de dependencia y financiación pública, más los centros de dependencia privada (con o sin ánimo de lucro) que mantiene un concierto sustitutorio o pertenecen a una Red de Utilización Pública, estando financiada la mayor parte de su actividad con fondos públicos.
Fuente	Registro de altas de hospitalización (CMBD) y CMBD-AAE. MSSSI
Desagregación	Global y por Comunidad Autónoma. Por sexo
Periodicidad	Anual
Observaciones	La serie se inicia en 2004 (cobertura parcial 2004 y 2005).
Estadísticas Internacionales	EUROSTAT/ OCDE (Health Data)

ANEXO 3

Descripción del IC 06-5840 [49]

Apartado SISTEMA SANITARIO. Utilización de la atención sanitaria Indicador: 06-5840. Porcentaje de cirugía ambulatoria para hemorroidectomía	
Fórmula	[a) / b)] * 100 a) Nº de intervenciones quirúrgicas sin ingreso b) Total de intervenciones (sin ingreso y con hospitalización) de dicho año.
Definiciones	Se contabilizarán todas las altas en las que figure el código de procedimiento de la CIE-9 MC 49.46 Intervención quirúrgica sin ingreso: aquella cirugía que tiene lugar sin hospitalización. El total de intervenciones incluirán las anteriores, más las efectuadas con internamiento (ingreso) del paciente. Centros que pertenecen al SNS: La red pública del SNS está compuesta los centros de dependencia y financiación pública, más los centros de dependencia privada (con o sin ánimo de lucro) que mantiene un concierto sustitutorio o pertenecen a una Red de Utilización Pública, estando financiada la mayor parte de su actividad con fondos públicos.
Fuente	Registro de altas de hospitalización (CMBD) y CMBD-AAE. MSSSI
Desagregación	Global. Por Comunidad Autónoma. Por sexo
Periodicidad	Anual
Observaciones	La serie se inicia en 2004 (cobertura parcial 2004 y 2005).
Estadísticas Internacionales	EUROSTAT/ OCDE (Health Data)

ANEXO 4

Instrucciones preoperatorias para pacientes que van a ser sometidos a Cirugía Mayor Ambulatoria.

Se señalan con un * aquellas intervenciones que tratan de prevenir las cancelaciones.

INSTRUCCIONES PREOPERATORIAS
ANTES DE LA INTERVENCION
• Notifique en el teléfono ___________ cambios sobre su patología que puedan hacer no necesaria su intervención (por ejemplo, si ha desaparecido la patología por la que iba a intervenirse, ha tenido que ser intervenido de urgencias, se ha operado en otro centro)*. • Notifique en el teléfono ___________ cambios sobre su situación personal o familiar que condicionen un cambio en su decisión de operarse* •Revise las indicaciones dadas en la consulta de pre-anestesia y compruebe su cumplimiento*.
• El día previo a la cirugía: A las 9:00 horas de la mañana del día previo a la intervención debe tomarse la temperatura. Si su temperatura es mayor a 37.5ºC o se presenta algún problema de salud de reciente aparición llame al hospital (teléfono: ___________) para hablar este tema ya que podría ser necesario posponer la intervención*.
• La noche anterior tome una cena ligera y desde las 12 de la noche no coma ni beba nada. Si se opera por la tarde no injiera alimentos ni líquidos 6 horas antes de la hora prevista
• El día de la intervención: Dúchese y traiga ropa cómoda. Venga sin maquillaje ni esmalte de uñas. No traiga joyas (pendientes, piercings, etc.) Venga acompañado de uno o dos familiares o amigos y tenga organizado el regreso a casa. Si no lo ha entregado antes, debe traer firmado el documento de Consentimiento Informado*. En el momento del ingreso se le indicará cómo dirigirse a la Unidad, en la que existe una taquilla para sus efectos personales y una sala de espera para los acompañantes.

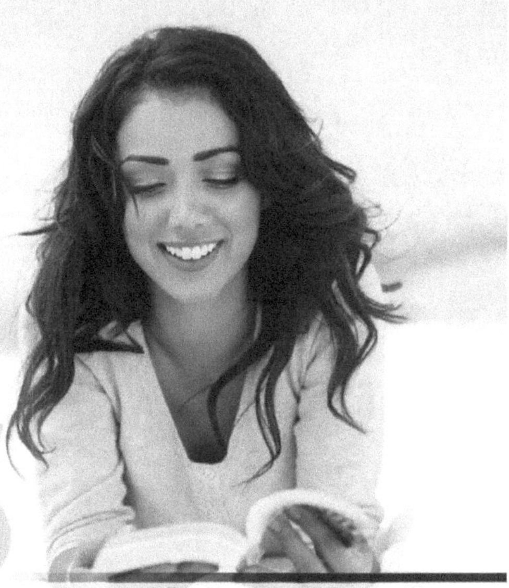